Rehabilitation for
Joint Replacement Surgery
pre, peri, and post-operative
treatment guidebook

人工関節の
リハビリテーション

術前・周術期・術後のガイドブック

杉本和隆
【監修】

美﨑定也・相澤純也
【編集】

三輪書店

■監修

杉本　和隆　苑田会人工関節センター病院整形外科　医師

■編集・執筆

美﨑　定也　苑田会人工関節センター病院リハビリテーション科　理学療法士
相澤　純也　東京医科歯科大学スポーツサイエンス機構，スポーツ医学診療センターアスレティックリハビリテーション部門　理学療法士

■執筆（執筆順）

三井　博正　苑田会人工関節センター病院整形外科　医師
浅野久美子　苑田会人工関節センター病院看護部　看護師
高橋志穂子　苑田会人工関節センター病院看護部　看護師
田中　友也　苑田会人工関節センター病院リハビリテーション科　理学療法士
古谷　英孝　苑田会人工関節センター病院リハビリテーション科　理学療法士
池田　崇　昭和大学保健医療学部理学療法学科　理学療法士
廣幡　健二　東京医科歯科大学スポーツサイエンス機構，スポーツ医学診療センターアスレティックリハビリテーション部門　理学療法士
坂本　雅光　苑田会人工関節センター病院整形外科　医師

監修の序

　2015年現在，運動器疾患で治療を受けられている患者数は1,000万人であり，潜在性の患者数は3,500万人という統計がある．小児から成長期，壮年期から高齢者までさまざまな疾患を経験するのであるが，きたる2025年の超高齢化社会では，われわれ医療従事者の責務はより大きなものとなっていくと考える．「加齢だから，諦める」ことは許されないのである．特に運動器疾患治療へのアプローチは，基礎療法，保存的治療，手術療法，リハビリテーション療法の4本柱である．慢性期疾患と急性期疾患では，経過も治療方針も違い，またスポーツ障害ではアクシデント，オーバーユース，ミスユースが原因である．本書は，そのニーズに寄り添うべく股関節ならびに膝関節疾患について，その基礎から最先端医療まで網羅した教科書となった．

　第1章および第2章は，それぞれ人工股関節全置換術および人工膝関節全置換術のマネジメントについて，疾患の特徴から治療概要，手術療法と術後管理，術前・術後のリハビリテーション，そして外来フォローアップ，第3章は代表的な評価尺度，第4章は患者指導用パンフレットの構成になっている．整形外科研修医から専門医，看護師，理学療法士のみならず，鍼灸師，整体師，アスレチックトレーナーなどのコメディカルの方々にも幅広く本書を利用していただきたい．

　2015年1月吉日

杉本和隆

編集の序

　社会の高齢化が進むに連れて，股関節および膝関節の変形性関節症による要介護状態の人が増加傾向にあり，これは社会的問題の一つとなっています．現時点において，人工関節手術は重度な変形性関節症に対する唯一の根本的な治療法です．人工関節手術は，その手術手技やリハビリテーションの進歩，人工関節材料の開発によって，優れた長期の臨床成績を収めることができるようになりました．そのため，手術件数は年々増加し，この傾向はまだまだ続くと推測されています．

　このような状況において，理学療法士が人工関節のリハビリテーションを理解し，実践すること，さらに結果を出すことは当然のこととして求められてきています．しかしながら，一般的な整形外科・リハビリテーション関連書籍では，人工関節のリハビリテーションに関する記載は非常に少ないといった現状です．人工関節手術の専門書は，理学療法士などが知っておくべき情報としてはあまりにも過剰で，また疼痛管理や看護ケア方法は，リハビリテーション関連書籍にはほとんど記載されていません．チーム医療を促進し，臨床業務を効率的に進めるためには，リハビリテーション，手術，疼痛管理，看護ケアを熟知する必要がありますが，これらの情報がほどよくまとまった書籍は今のところ見当たりません．

　本書は，人工股関節・膝関節全置換術のリハビリテーションを効率的に進めるため，術前，周術期，術後および退院以降において必要とされる知識および技術（リハビリテーション，手術，疼痛管理，看護ケア，コンディショニングなど）について，系統的・網羅的にまとめたガイドブックです．読者の日々の臨床業務に直結できるよう，人工関節の手術・看護・リハビリテーションに携わるエキスパートの実際の思考・実践プロセスをふんだんに盛り込みました．多くの図・写真の挿入とともに解説を加えて，臨床におけるアートの部分である，エキスパートの感覚が伝わるよう工夫を凝らしました．

　経験の浅い理学療法士，彼・彼女らを指導する立場の人，これから専門的に人工関節のリハビリテーションを学ぼうとする人，また臨床実習を受ける学生にとって，本書がそのスタンダードになることを期待します．

　最後に，三輪書店第一編集室の濱田亮宏氏には，本書の企画から執筆・編集に至るまで，多くの助言をいただきました．濱田氏の辛抱強い見守りがなければ，本書は完成しなかったでしょう．ここに深くお礼申し上げます．

2015年1月吉日

編集者を代表して
美﨑定也

目　次

第1章
人工股関節全置換術のマネジメント

第1節　変形性股関節症の特徴 … 2
1—1．病態，臨床症状，自然経過　2
1—2．疫学的特徴　6
1—3．原因（誘因）　6
1—4．正常な股関節の生体力学的特徴　7

第2節　治療の概要 … 11
2—1．予防法　11
2—2．保存的治療　11
2—3．観血的治療　13

第3節　人工股関節全置換術と術後管理 … 16
3—1．はじめに　16
3—2．手術計画　16
3—3．手術手技　19
　1）術中体位
　2）皮切（MIS-PLアプローチ）
　3）関節包切開と骨頭摘出
　4）大腿骨ブローチング
　5）寛骨臼コンポーネントの設置
　6）試験整復
　7）寛骨臼ライナー，大腿骨コンポーネントの挿入および人工骨頭の装着
　8）関節後方要素の再建
　9）術後後療法
3—4．術後のベッド上での全身管理　26
　1）循環動態の確認
　2）術創部の確認
　3）痛みの管理
　4）合併症の予防
3—5．リハビリテーション看護―離床から退院まで　34
　1）機能回復のための援助
　2）二次的合併症の予防
　3）痛みの管理
　4）退院に対する心理的・社会的不安への指導・援助

第4節　術前の外来リハビリテーション … 43
4—1．身体機能，痛みの軽減または維持　43
　1）股関節機能の維持・軽減
　2）痛みのマネジメント
4—2．術前の精神的不安の軽減とモチベーションの向上　49
　1）痛みと身体機能の回復過程の提示

2）手術に対する期待，抱きやすい不安に対するアプローチ
　　3）術後合併症に対する患者教育

第5節　術前の入院リハビリテーション……………………………………55
　5─1．術後プロトコルの説明　55
　5─2．術後脱臼のメカニズムと予防についての指導　55
　　1）オシレーションアングルとインピンジメント
　　2）脱臼のリスクファクター
　　3）脱臼回避動作の指導
　　4）術後早期の病棟内でのADL指導
　5─3．術前評価（スクリーニング）　60
　　1）股関節の機能評価
　　2）バランス能力
　　3）体幹・他関節の機能評価
　　4）循環機能の術前評価（スクリーニング）と管理

第6節　術後の入院リハビリテーション……………………………………66
　6─1．円滑な離床に向けた合併症の予防と意識づけ　66
　　1）深部静脈血栓症の予防
　　2）術後の安静臥床による腰痛・下肢痛の予防
　　3）リハビリテーション開始に向けての意識づけとエンパワーメント
　6─2．安全な離床・移動手段の獲得　68
　　1）離床動作の説明
　　2）歩行器歩行の指導
　　3）脚長差の評価と補正
　　4）術側下肢の運動学習
　6─3．院内ADLの拡大と退院に向けての実用動作の獲得　72
　　1）筋の収縮・弛緩，分離運動のコントロール
　　2）術側下肢の荷重と杖歩行のトレーニング
　　3）セルフトレーニング
　　4）安全な日常生活動作・環境の指導
　　5）退院時指導

第7節　外来フォローアップ……………………………………………91
　7─1．術後の股関節における状態の把握と局所的機能改善　91
　　1）異常所見の確認
　　2）画像所見の確認
　　3）股関節可動域制限へのアプローチ
　　4）股関節周囲筋の機能低下へのアプローチ
　　5）脚長差（構造的，機能的，自覚的）へのアプローチ
　7─2．機能低下と不良動作パターンの把握と日常生活制限の改善　98
　　1）起立・着座動作へのアプローチ
　　2）歩行能力・歩容へのアプローチ
　　3）階段昇降へのアプローチ
　　4）靴下着脱・爪きりへのアプローチ
　7─3．隣接関節の痛み，機能障害の予防・軽減　104
　　1）膝関節痛の予防・軽減

    2）腰痛の予防・軽減
  7―4．身体機能の維持・向上のためのコンディショニング　107
    1）体重の管理
    2）患者立脚型アウトカムと身体機能の評価（パフォーマンスベース）
    3）運動・スポーツ活動の推奨
    4）パフォーマンス機能向上のための高強度トレーニング
    5）定期診察による評価とトレーニング指導

第2章
人工膝関節全置換術のマネジメント

第1節 変形性膝関節症の特徴 116
  1―1．病態，臨床症状，自然経過　116
  1―2．疫学的特徴　118
  1―3．原因（誘因）　118
  1―4．正常な膝関節の生体力学的特徴　118
    1）膝関節の構造と安定化機構
    2）膝関節のアライメント
    3）膝関節の運動学
    4）日常生活動作時の膝関節にかかる負荷

第2節 治療の概要 125
  2―1．予防　125
  2―2．保存的治療　125
    1）運動療法
    2）徒手療法
    3）物理療法
    4）装具療法
    5）薬物療法
  2―3．観血的治療　128
    1）関節鏡視下デブリドマン
    2）高位脛骨骨切り術
    3）人工膝関節置換術

第3節 人工膝関節全置換術と術後管理 131
  3―1．はじめに　131
    1）人工膝関節全置換術の構造
    2）人工膝関節全置換術のデザイン
    3）MIS-TKA
    4）人工膝関節単顆置換術
  3―2．術前の手術計画　135
  3―3．手術手技　139
    1）皮切
    2）展開，関節包切開
    3）骨切り
    4）トライアルの挿入

5）コンポーネントの挿入
　　6）関節包の縫合と皮膚閉創
　3—4．術後のＸ線評価　145
　3—5．術後のベッド上での全身管理　147
　　1）循環動態の確認
　　2）術創部の確認
　　3）痛みの管理
　　4）合併症の予防
　3—6．リハビリテーション看護―離床から退院まで　156
　　1）機能回復のための援助
　　2）二次的合併症の予防
　　3）痛みの管理
　　4）退院に対する心理的・社会的不安への指導・援助

第4節　術前の外来リハビリテーション……………………………………164
　4—1．身体機能，痛みの軽減または維持　164
　　1）膝関節周囲筋に対するアプローチ
　　2）関節可動域制限に対するアプローチ
　4—2．痛みのコントロール　167
　　1）痛みの軽減を目的としたアプローチ
　　2）痛み回避動作の指導
　4—3．隣接関節の機能維持・改善　168
　　1）股関節機能に対するアプローチ
　　2）足関節機能に対するアプローチ
　4—4．術前の精神的不安の改善　171
　　1）術後の身体機能および疼痛の回復過程の提示
　　2）手術に対する期待，抱きやすい不安に対するアプローチ

第5節　術前の入院リハビリテーション……………………………………174
　5—1．患者の自己効力感の向上と早期離床を図るためのオリエンテーション　174
　　1）自己効力感を向上させるための術前オリエンテーション
　　2）理学療法士によるオリエンテーション
　5—2．術前評価に基づく術後の回復過程および予後予測　178
　　1）術前評価に基づく予後予測

第6節　術後の入院リハビリテーション……………………………………180
　6—1．リスク管理と早期回復　180
　　1）安全に離床を進めるための情報収集
　　2）全身状態管理を伴うベッドサイドでの術後リハビリテーション
　　3）歩行器による歩行自立までのチェックポイント（起居動作，立ち上がり動作，歩行器歩行）
　　4）痛みの管理（アイシング，ポジショニング）
　　5）回復過程を把握するための術後評価
　　6）手術侵襲によって起こる問題点の把握
　6—2．積極的な運動療法　184
　　1）術後の回復経過を考慮した下肢の筋力増強トレーニング
　　2）疼痛に応じた膝関節可動域の拡大
　　3）非対称性荷重の改善

        4）エルゴメータによる持久力維持と膝関節協調性の改善
    6—3．安全に日常生活を過ごすための退院時指導　193
        1）杖歩行・階段動作の獲得
        2）床上動作の獲得
        3）退院時指導（退院後のトレーニング，禁忌動作の再指導）

第7節　外来フォローアップ……………………………………………………198
    7—1．術後の状態把握と局所的な機能改善　198
        1）術後の状態確認
        2）画像所見の把握
        3）膝関節の局所的な機能維持・改善
    7—2．機能低下および動作不良パターンの把握，動作能力の改善　207
        1）起立・着座動作の改善
        2）歩行能力・歩容の改善
        3）スムーズな階段昇降動作の獲得
        4）kneeling動作の可否の把握と患者教育
        5）自転車駆動能力の改善
    7—3．身体機能の維持・向上を目的としたコンディショニング方法の定着　219
        1）術後の身体活動量の維持・向上

第3章
代表的な評価尺度
  ・日本整形外科学会股関節機能判定基準（JOA hip score）　226
  ・日本整形外科学会変形性膝関節症治療成績判定基準（JOA knee score）　227
  ・日本整形外科学会股関節疾患評価質問票　228
  ・手術した人工関節への意識に対する質問票　231
  ・日本語版 lower extremity functional scale　232

第4章
患者指導用パンフレット
  ・人工股関節手術を受けられた患者へのホームエクササイズ例　237
  ・人工膝関節手術を受けられた患者へのホームエクササイズ例　240

第1章
人工股関節全置換術のマネジメント

第1節　変形性股関節症の特徴

1-1　病態，臨床症状，自然経過

　変形性股関節症（hip osteoarthritis）は，股関節に生じる変形性関節症（OA：osteoarthritis）であり，股関節症，変股症，Hip OA と略される（以下，股関節症）．股関節症は，寛骨臼と大腿骨頭の関節軟骨が異常に磨耗し，軟骨および骨に反応性の変性・増殖・変形が過度に進む（図1, 2）．X線像でみると，関節裂隙狭小化（joint space narrowing），骨棘形成（osteophyte），骨硬化（osteosclerosis），大腿骨頭の扁平化，骨嚢胞（bone cyst）形成が少しずつ進行していることがわかる（図3）．画像上で透けてみえる関節裂隙は，臼蓋と骨頭の軟骨の厚さを示す（図4）．なお，骨嚢胞とは軟骨損傷部から関節液などが骨に侵入し，骨が溶解され，空洞状態となったものである（図2, 3）．

　股関節症の主な症状は，股関節の痛み，関節可動域（ROM：range of motion）制限，筋機能低下，下肢長差である（表1）．遂行が困難になりやすい動作は，下肢に荷重する動作（長時間の立位保持，歩行，階段昇降，床上での起居動作）や足部へ手を伸ばす動作（靴下着脱，フットケア）である．症状が進行性のため精神的な不安を訴える患者も少なくない．

> ⚠️ **注意点**　関節可動域や筋力だけでなく，関節位置覚などの深部感覚が低下することで関節運動の協調性も低下しやすい．

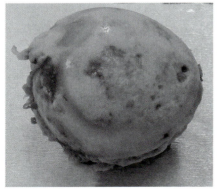

図1　股関節症（右側下肢）の大腿骨頭関節面（人工股関節全置換術で切除した後に撮影）

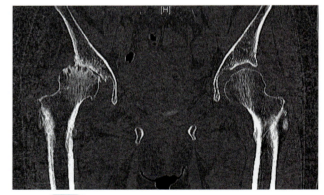

図2　股関節症（右側下肢）の股関節 CT 像

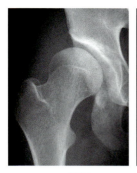 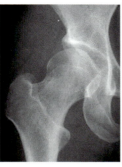 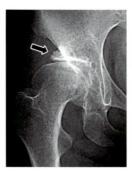 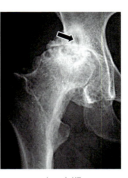

a．前期　　　　　b．初期　　　　　c．進行期　　　　d．末期

図3 股関節症（二次性，右側下肢）のX線像上の進行（➡骨棘　➡骨嚢胞）

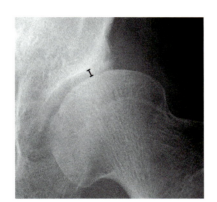

図4 股関節症（左側下肢）の関節裂隙幅

表1 股関節症の臨床症状とその原因

股関節痛	筋機能低下
・滑膜炎 ・軟骨下骨層の破壊 ・軟部組織への過大な機械的ストレス	・痛みによる筋出力の低下 ・廃用性筋萎縮 ・大転子外上方移動による外転レバーアームの短縮 ・アライメント異常による作用効率の変化
関節可動域制限	**下肢長差**
・関節面の咬合不全 ・筋スパズム，拘縮 ・関節内遊離体陥入 ・痛みへの防御性筋収縮	・関節軟骨の摩耗 ・骨頭扁平化 ・下肢の外上方位置 ・股関節の拘縮 ・骨盤傾斜

　股関節の痛みは，増悪と軽減を繰り返しながら徐々に悪化することが多い（図5）．股関節のROMは同年齢・同姓の健常者と比べると全方向で小さく，初期では股関節の内旋と屈曲が制限されやすい．ROM制限は動作能力と関連し，さらに罹患側と非罹患側のROMには関

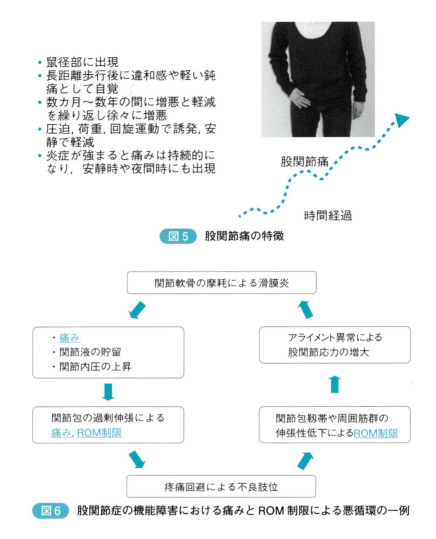

図5 股関節痛の特徴

図6 股関節症の機能障害における痛みとROM制限による悪循環の一例

連がある．つまり，股関節痛とROM制限は股関節症を進行させる悪循環の因子になりやすい（図6）．股関節の筋力は外転，内転，屈曲で低下しやすく，痛みの程度，病期の進行，生活動作能力の低さと関連する．筋の断面積は非罹患側，軽症側と比べて10％前後小さくなる．

　股関節症の下肢長差には，関節軟骨の摩耗や骨頭の扁平化による構造的なもの（図7）と，内転・外転制限および骨盤傾斜による機能的なもの（図8，9）がある．股関節症患者は，痛みの回避，ROM制限，筋力低下，下肢長差や，これらの代償によってアライメント異常が生じやすい（表2）．経過が長い患者は，正しい姿勢の誤認によってアライメント異常を自分で修正することが難しいことが多い．

　日本人の股関節症患者の約半数は，両側性に発症するといわれている．両側とも同じタイミングで同様の症状が出ることはまれであり，どちらかが先行して症状が進む．一側下肢の痛み，ROM制限，筋機能低下を反対側で代償することによって，力学的負荷が過剰になり，反対側の症状につながることが多い．

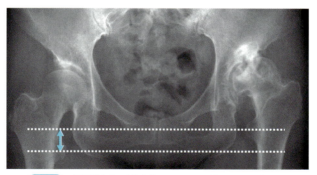

図7 股関節症(左側)における構造的下肢長差

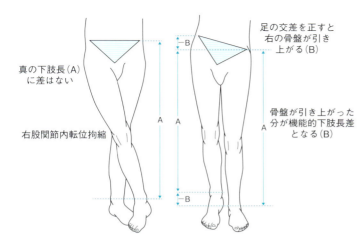

図8 股関節症における機能的下肢長差(文献1より改変引用)

右股関節の内転位拘縮により,見かけ上では左下肢が短縮している

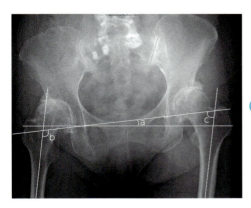

図9 股関節症(両側)における骨盤と大腿骨のアライメント異常

a．左右の涙痕下端を結んだ線と床面のなす角度(骨盤右傾斜)
b．左右の涙痕下端を結んだ線と右大腿骨長軸のなす角度(90°以上:股関節外転位)
c．左右の涙痕下端を結んだ線と左大腿骨長軸のなす角度(90°以下:股関節内転位)

> **エキスパートのコツ**
> 症状がある股関節はもちろんだが,その時点で症状がない反対側の股関節に対しても予防的な視点を持ってアプローチする.

表2 股関節症におけるアライメント異常の特徴

	前額面	矢状面
腰椎	・骨盤傾斜側に凸の側屈	・前弯増強 ・左回旋（骨盤に対する相対的回旋）
骨盤・股関節	・骨盤右傾斜と右股関節外転 ・骨盤左傾斜と右股関節内転 ・右股関節外旋	・骨盤前傾と股関節屈曲 ・骨盤右回旋
膝関節	・下肢長が短い側：内反傾向 ・下肢長が長い側：外反傾向	・下肢長が短い側：伸展 ・下肢長が長い側：屈曲
足部	・下肢長が短い側：距骨下関節回外 ・下肢長が長い側：距骨下関節回内	・下肢長が短い側：高いアーチ（舟状骨高位） ・下肢長が長い側：低いアーチ（舟状骨低位）

特に股関節の痛みを回避し，機能異常を代償することで，腰椎・骨盤アライメントや体幹安定性に問題が生じる．これらは腰痛などの腰部の問題として現れる．股関節と腰部の問題が関与し合い，腰部由来の症状が明らかになったものは hip-spine syndrome（股関節-脊柱症候群）といわれる．

骨盤と大腿のアライメントを修正するために腰椎の安定性に目を向ける．例えば，歩行において立脚期の股関節伸展を促す前に，これを代償する腰椎の前弯や骨盤の前傾・回旋をコントロールできるようにトレーニングする．

1-2 疫学的特徴[2〜4]

股関節症のX線学的な有病率は，女性2.0〜7.5％，男性0〜2.0％で，加齢によって高まる．男女比は診断基準によって異なるが，約1：9で女性に多い．好発症年齢は40〜50代である．OA全体でみると膝関節症の次に多い．

1-3 原因（誘因）[4〜7]

股関節症の主な原因には，臼蓋形成不全や先天性股関節脱臼がある（表3）．股関節症は，原因が明らかな二次性股関節症と，原因を特定しにくい一次性股関節症に分けられる（図10）．わが国では，臼蓋形成不全による股関節症の割合は約8割といわれている．臼蓋形成不全の程度は，センター・エッジ角（center-edge angle），シャープ角（sharp angle），大腿骨頭被覆率（acetabular head index）などのX線学的指標で評価される．一次性股関節症のリスクファクターとしては，遺伝や高負荷スポーツなどがある．欧米における股関節症の大半は一次性股関節症である．近年，わが国においても生活習慣の欧米化などにより一次性股

表3 股関節症の主な原因

・臼蓋形成不全	・関節リウマチ
・先天性股関節脱臼	・大腿骨頭すべり症
・一次性OA	・感染
・大腿骨頭壊死症	・強直性脊椎炎
・外傷	・内分泌疾患
・ペルテス病	・その他

【一次性股関節症】
関節症変化の原因を特定できない

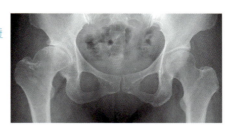

【二次性股関節症】
関節症変化の原因を特定できる

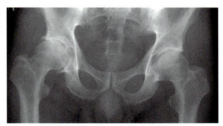

図10 一次性股関節症と二次性股関節症の定義とX線像

関節症が増加傾向にあり，今後も増えていくと考えられている．

1-4 正常な股関節の生体力学的特徴[8〜17]

　股関節は多軸のボール-ソケット関節として，立位や歩行で上半身を支えている．股関節の安定性と可動性は，日常生活やスポーツ活動において静的・動的なアライメントやバランスを正常に保つために不可欠である．例えば，階段昇降，スクワット，足組み，あぐら座位などで股関節が三次元的に大きく動いても，大腿骨頭と臼蓋の関節面が適合しているために相対的な位置関係は大きく崩れない．股関節の適合性は，骨・軟骨の形状，関節唇，関節包，周囲筋の状態によって変化する（図11）．股関節の運動は3軸運動として表現され，複合運動としては分回し運動がある．正常歩行では，股関節屈曲35°，伸展10°，回旋（アーク）40°を要する．

　股関節固有の安定性は骨頭に対する臼蓋骨の深さにあり，関節唇はこの深さを補い関節の安定性を高めている（図11）．臼蓋形成不全，内反股，外反股などの状態によって股関節の

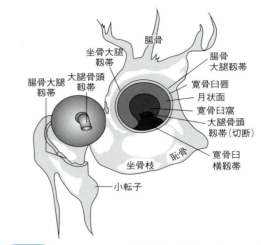

図11　正常股関節の内部構造（文献18)より引用）

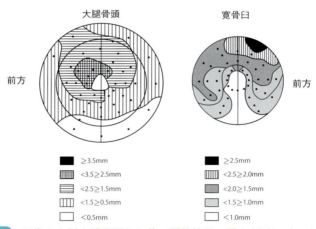

図12　正常な右側大腿骨頭と臼蓋の関節軟骨の厚さ（文献18)より引用）

力の伝達は変わる．臼蓋形成不全があると臼蓋外側の狭い関節面に力が集中し，股関節症や痛みの進行につながる．関節面には，タイプⅡコラーゲンや親水性グリコサミノグリカンで構成される関節軟骨が特徴的に分布しており，股関節にかかる力が緩衝・分散される（図12）．関節軟骨は軟骨下骨と相互に作用し，負荷が臼蓋と骨頭の間で伝達される．関節軟骨が耐えうる圧力は臼蓋と大腿骨頭の位置関係によって異なる．特に歩行周期の踵接地や立脚終期で大きな負荷がかかりやすい部分の関節軟骨は分厚くなっている（図12）．

片脚立位や歩行片脚支持期では，体重のモーメントアームに対して骨盤を水平位に保つために中殿筋が大転子を引っ張り，大腿臼蓋関節に圧力がかかる（図13）．体重が増すと股関節最大モーメントは増大する．外反股では大転子が骨頭中心に対して内方化するため，骨盤を水平に保つための中殿筋の効率が低下し，股関節にかかる応力が増大する．これに臼蓋形成不全が加わると，臼蓋外側縁の狭い面積にかかる接触力がより増大する．反対に，内反股

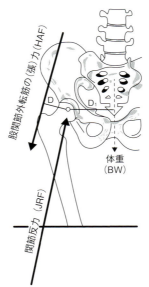

図13 右片脚支持における右外転筋機能と関節反力
（文献18）より引用）

は骨盤を水平に保つ外転筋の効率，骨頭被覆，関節適合性に有利となる．しかし，荷重軸や筋牽引のインバランスは内側の関節軟骨の接触ストレスを増大させてしまう．

　股関節にかかる圧力の大きさは動作によって異なり，歩行や階段昇降では体重の2～4倍かかり，スポーツ動作ではさらに増大する．また，過体重や肥満，臼蓋大腿関節のインピンジメントによる可動限界などによって股関節への負荷はさらに増大する．

 人工股関節置換術前後のリハビリテーションでは，股関節の力学的特徴を理解し，関節機能の維持や，将来的な病的・退行的変化を最小限にとどめるための戦略を立てる必要がある．

文献

1) Magee DJ：Orthopedic Physical Assessment 5th ed. Saunders, London, 2007, p695
2) Yoshimura N, et al：Acetabular dysplasia and hip osteoarthritis in Britain and Japan. *Br J Rheumatol* **37**：1193-1197, 1998
3) Inoue K, et al：Prevalence of hip osteoarthritis and acetabular dysplasia in french and japanese adults. *Rheumatology（Oxford）* **39**：745-748, 2000
4) Jingushi S, et al：Multiinstitutional epidemiological study regarding osteoarthritis of the hip in Japan. *J Orthop Sci* **15**：626-631, 2010

5) Nelitz M, et al：Reliability of radiological measurements in the assessment of hip dysplasia in adults. *Br J Radiol* **72**：331-334, 1999
6) Jacobsen S, et al：Hip dysplasia and osteoarthrosis：a survey of 4151 subjects from the Osteoarthrosis Substudy of the Copenhagen City Heart Study. *Acta Orthop* **76**：149-158, 2005
7) Lievense A, et al：Influence of work on the development of osteoarthritis of the hip：a systematic review. *J Rheumatol* **28**：2520-2528, 2001
8) Bowman KF Jr, et al：A clinically relevant review of hip biomechanics. *Arthroscopy* **26**：1118-1129, 2010
9) Harding L, et al：Posterior-anterior glide of the femoral head in the acetabulum：A cadaver study. *J Orthop Sports Phys Ther* **33**：118-125, 2003
10) Chao E, et al：Kinetics and kinematics of normal gait. Smidt GL (ed)：Gait in rehabilitation. Churchill Livingstone, New York, 1990, pp45-63
11) Martin RL, et al：The diagnostic accuracy of a clinical examination in determining intra-articular hip pain for potential hip arthroscopy candidates. *Arthroscopy* **24**：1013-1018, 2008
12) Bellucci G, et al：Mechanical behaviour of articular cartilage under tensile cyclic load. *Rheumatology (Oxford)* **40**：1337-1345, 2001
13) Daniel M, et al：The shape of acetabular cartilage optimizes hip contact stress distribution. *J Anat* **207**：85-91, 2005
14) Kurrat HJ, et al：The thickness of the cartilage in the hip joint. *J Anat* **126** (Pt 1)：145-155, 1978
15) Pauwels F：Biomechanics of the normal and diseased hip：Theoretical foundation, technique, and results of treatment：An atlas. Springer-Verlag, Berlin, 1976
16) McMillan AG, et al：Frontal plane lower extremity biomechanics during walking in boys who are overweight versus healthy weight. *Pediatr Phys Ther* **21**：187-193, 2009
17) Maquet P：Biomechanics of hip dysplasia. *Acta Orthop Belg* **65**：302-314, 1999
18) Neumann DA（著），嶋田智明，他（監訳）：筋骨格系のキネシオロジー．医歯薬出版社，2005

（相澤純也）

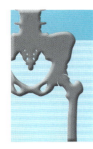

第2節　治療の概要

2-1　予防法

　股関節症は発症すると，進行性の経過をたどることが多いため予防に努める．根拠のある予防法は確立されてはいないが，股関節症のリスクファクターを減らすことがポイントである（表1）．患者のニーズや価値観を考慮しながら減量について指導し，長期間の高負荷スポーツ・作業の回避を推奨する．

> **エキスパートのコツ**
> 女性の股関節症患者に子どもがいて，その子どもが女性で，股関節周囲に症状がある場合には早めに専門家に相談することを勧める．

2-2　保存的治療[1〜3]

　股関節症に対する保存療法では機能障害の特徴をしっかりと捉え，根拠のある治療を進めていくことが重要である．そこで股関節症に特有の障害を把握するためにFABER（flexion, abduction, external, rotation）test（図1）やThomas test（図2）などの複数の特殊テストを組み合わせて使用する（表2）．これらのテストを選択・実施する際には，感度・特異度を考慮し，検査の環境・条件を統一する．

　次に，主な症状である股関節の痛み，関節可動域（ROM：range of motion）制限，筋機能異常に対して理学療法，薬物療法，代替療法などの保存療法を手術前に行う．特に痛みや機

表1　股関節症のリスクファクター

・加齢
・高骨量
・遺伝的素因
・高BMI
・荷重を要するスポーツ（アスリートレベルのランニングなど）
・高負荷作業（長時間立位，リフティング，重量物運搬）

- flexion, abduction, external rotation (FABER) test
- Petrick test, Jansen's test と同様
- 股関節, 仙腸関節, 腸腰筋の異常を検出
- 陽性：痛み, 可動域↓

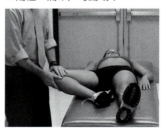

＊膝をゆっくり, やさしく押す
＊骨盤回旋を見抜く
＊屈曲角度を統制

図1 FABER test

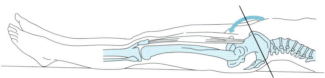

腰椎前弯・骨盤前傾による <u>見かけ上の股関節中間位</u>

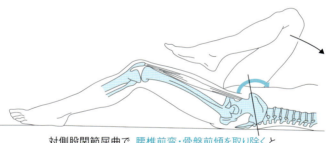

対側股関節屈曲で <u>腰椎前弯・骨盤前傾を取り除く</u> と検査側の股関節屈曲位の拘縮が確認できる

図2 Thomas test

表2 股関節機能障害に対する特殊テスト

● FABER test, Patrick test, Jansen's test	● prone knee flexion test
● Ober's test	● supine to sit test (long sitting test)
● Thomas test	● standing flexion test
● FAIR test	● Gillet test
● log roll test	● Gaenslen sign
● Stinchfield test	● Craig's test
● Ely's test	● lateral pelvic compression test
● SLR test	● scour test
● Trendelenburg's sign	● fulcrum test
● Weber-Barstow maneuver	

能障害に対する理学療法としては，水中運動，抵抗運動，ROM運動を組み合わせて指導する．ROM制限はROM運動と，モビライゼーションなどの徒手療法によって軽減を図る．筋力低下は抵抗運動と徒手療法によって改善できる．（p43の「a．筋機能の低下に対するアプローチ」を参照）．

 根拠に基づく医療（EBM：evidence-based medicine），理学療法（EBPT：evidence-based physical therapy）を行うためには，質の高い新しい研究報告に目をとおし，選択した治療が最適なのかを常に自分に問うようにする．

2-3 観血的治療[4〜10)]

　関節軟骨は自然に治癒することはまれであり，一般的には退行変性が進み股関節症に至る．保存療法で股関節痛などの症状が軽減しなければ，外科的な治療が検討される．中高齢者の末期股関節症などに対しては，人工関節全置換術（THA：total hip arthroplasty）が適応になる．これ以外の患者に対しては，関節軟骨の温存や置換を目的としたさまざまな治療が行われる．これには関節鏡視下術（マイクロフラクチャー，プライマリーリペア，自家軟骨細胞移植），骨切り術，表面置換術がある．関節表面を保存・修復するためには，これらの中で，どれがより適切な選択かは個々の患者の状態によって異なるため，コンセンサスは得られていない．以下に，手術の特徴を述べる．

　マイクロフラクチャーは，関節軟骨の数cmサイズの欠損に対して選択されることが多い．軟骨下骨の数カ所に穿孔を行い，線維軟骨による被覆を期待する手術である．プライマリーリペアは，関節軟骨の剝離などに対する縫合術であり，若い患者で他の選択肢がない場合に用いられる．股関節の軟骨損傷に対する自家軟骨細胞移植は，非荷重部位の自家軟骨を採取し，欠損部に移植するもので，現時点では外傷や骨頭壊死に対して試験的に行われている．

　骨切り術は，股関節のバイオメカニクスを修正するために臼蓋や骨頭，その両方に行われる．わが国での主な術式には寛骨臼回転骨切り術，Chiari骨盤骨切り術，大腿骨骨切り術（外反，内反，回転）がある．寛骨臼回転骨切り術（図3），Chiari骨盤骨切り術（図4）は臼蓋形成不全による骨頭の前方・側方・上方の被覆を改善し，股関節にかかる力を軽減・分散する．また，骨盤を水平に保つための外転筋の効率を向上させる．大腿骨内反・外反骨切り術は，単独もしくは骨盤骨切り術との併用により，骨頭を臼蓋に向けることで接触面の適合，垂直関節応力の中心化，中殿筋・小殿筋のバランスの改善につながる（図5）．これらの骨切り術の適応範囲は，患者の年齢，ニーズ，骨脆弱性などによって異なる（図6）．また，骨切り術によって患者自身の関節軟骨が温存され，バイオメカニクスが修正されれば，THAまでの期間延長を期待できる．一方，術後のリハビリテーションではTHAとは異なり，骨切り部の癒合や，関節面の成熟にかかる期間を考慮して一定期間の荷重や筋力トレーニングを

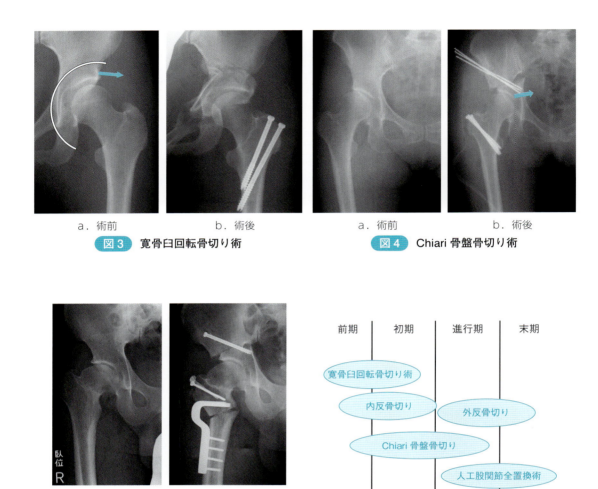

図3 寛骨臼回転骨切り術
a. 術前　b. 術後

図4 Chiari骨盤骨切り術
a. 術前　b. 術後

図5 Chiari骨盤骨切り術と大腿骨外反骨切り術
a. 術前　b. 術後

図6 骨切り術の適応範囲

制限する必要がある．

　最後にTHAは，臼蓋と大腿骨頭をおのおののカップとステムで置換し，股関節の機能を人工物で代償させる手術である（本章の「第3節 人工股関節全置換術と術後管理」を参照）．その中でも表面置換型はTHAと比べて骨を温存できるようにデザインされたカップと大腿骨頭帽を用いた手術である（図7）．THAと比べてスポーツ参加などの高活動な若年患者に対応が可能であり，脱臼リスクが低いなどの利点はある．しかし，金属の材料やデザイン，手術手技などによりリハビリテーションの長期成績が左右されることが少なくない．

　THA前後の患者に対する理想的なマネジメントは，これまで述べた保存的治療や他の手術を組み合わせ，股関節本来の生体力学・運動学・生物学的な特徴を考慮しながら関節軟骨・骨損傷の進行を予防，もしくは代償する必要がある．

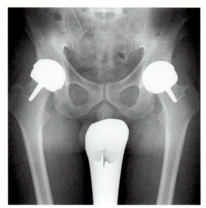
図7 表面置換型人工股関節置換術（両側）

文献

1) Hernández, et al：Effect of therapeutic exercise for hip osteoarthritis pain：results of a meta-analysis. *Arthritis Rheum* **59**：1221-1228, 2008
2) Fransen, et al：Does land-based exercise reduce pain and disability associated with hip osteoarthritis? A meta-analysis of randomized controlled trials. *Osteoarthritis Cartilage* **18**：613-620, 2010
3) French, et al：Manual therapy for osteoarthritis of the hip or knee- a systematic review. *Man Ther* **16**：109-117, 2011
4) Bowman KF Jr, et al：A clinically relevant review of hip biomechanics. *Arthroscopy* **26**：1118-1129, 2010
5) Maquet P：Biomechanics of hip dysplasia. *Acta Orthop Belg* **65**：302-314, 1999
6) Crawford K, et al：Microfracture of the hip in athletes. *Clin Sports Med* **25**：327-335, 2006
7) Sekiya JK, et al：Arthroscopic repair of delaminated acetabular articular cartilage in femoroacetabular impingement. *Orthopedics* **32**：692, 2009
8) Akimau P, et al：Autologous chondrocyte implantation with bone grafting for osteochondral defect due to posttraumatic osteonecrosis of the hip-A case report. *Acta Orthop* **77**：333-336, 2006
9) Hart R, et al：Mosaicplasty for the treatment of femoral head defect after incorrect resorbable screw insertion. *Arthroscopy* **19**：E1-5, 2003
10) Armiger RS, et al：Three-dimensional mechanical evaluation of joint contact pressure in 12 periacetabular osteotomy patients with 10-year follow-up. *Acta Orthop* **80**：155-161, 2009

（相澤純也）

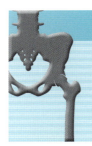

第3節 人工股関節全置換術と術後管理

3-1 はじめに

　股関節は人体最大の関節であり，体重を支え，広い関節可動域を有している．そのため，さまざまな股関節疾患に罹患すると運動時痛や，自発痛，さらに夜間痛などを自覚し，機能障害や脚長差のために歩行や日常生活動作（ADL：activities of daily living）が著しく障害される．これらの問題に対して人工股関節全置換術（THA：total hip arthroplasty）は除痛効果，ADL および生活の質（QOL：quality of life）の再獲得に有効な手術法として確立されている．

　1962年に Charnley[1] が超高分子量ポリエチレン（UHMWPE：ultra-high molecular weight polyethylene）と金属骨頭の組み合わせである metal-on-polyethylene（MoP）による low-friction THA を開発して以来，急速に THA が世界的に広まった．しかし，脱臼や摩耗，破損，それに続くゆるみなどの問題は，いまだ解決されていない．その対策として，耐摩耗性向上のためアルミナセラミックなどの新しい摺動面の登場[2,3]や，ガンマ線照射によるクロスリンクでのポリエチレンの改良〔第一世代ハイクロスリンクポリエチレン（HXLPE：highly crosslinked polyethylene）[4,5]，ビタミン E 含有の第二世代 HXLPE[6,7]など〕によって，骨頭径が増大してもポリエチレンの低摩耗が維持され，さらにオシレーションアングル（oscillation angle）の増大が術後脱臼の低減にも関与すると考えられている．

　本稿では，われわれが行っている初回 THA の手術手技を紹介し，術後脱臼を回避するための術中の試験整復におけるチェックポイント，関節後方組織の再建法，術後管理について述べる．

3-2 手術計画

　THA において術前計画は非常に重要である．そのため，寛骨臼や大腿骨の形状，骨棘形成などを把握し，使用するインプラントの種類ならびにサイズを決定する．それには，両股関節の臥位および立位単純 X 線，単純および 3D-CT などが必要である．大腿骨の X 線正面像では Dorr[8]の分類に従い，Type A（champagne-flute canal），Type B（moderate canal）および Type C（stove-pipe canal）の 3 つの大腿骨の形態から使用する大腿骨コンポーネン

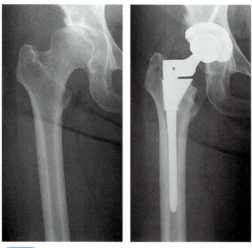

図1 Type A (champagne-flute canal) のX線像

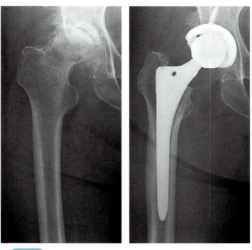

図2 Type B (moderate canal) のX線像

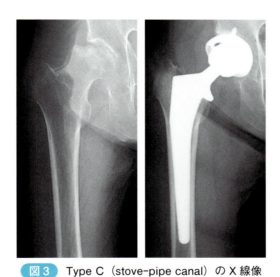

図3 Type C (stove-pipe canal) のX線像

トを決定する（図1〜3）．さらにX線像上の骨盤閉鎖孔の大きさから骨盤の傾斜を把握する（図4）．CTでは寛骨臼前後径を計測することにより，使用する臼蓋コンポーネントのサイズを事前に確認する．さらに膝関節までCTを行い，大腿骨頸部と内側・外側後顆を結ぶ線のなす角である大腿骨頸部前捻角を確認することは大腿骨コンポーネントの前捻角を決定するのに必要な情報となる（図5）．術前テンプレーティングは，富士フイルムメディカル社製計測ソフトウェアOP-Aを用いてデジタルテンプレーティングを行っている（図6）．

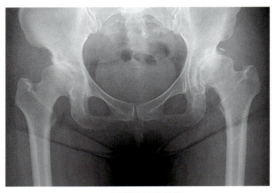

a. 正常骨盤傾斜例

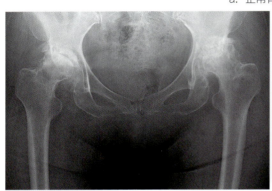

b. 骨盤前傾例

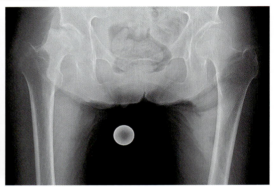

c. 骨盤後傾例

図4 変形性股関節症の骨盤のX線正面像

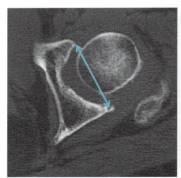

a. 寛骨臼前後径

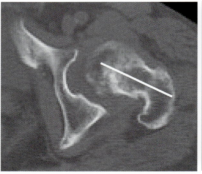

b. 大腿骨頸部

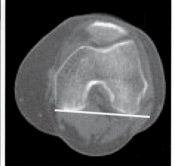

c. 大腿骨後顆

図5 変形性股関節症のCT像

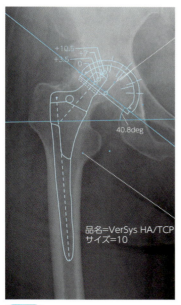

図6 術前デジタルテンプレーティング

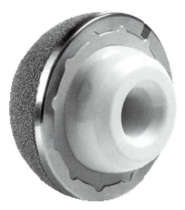

図7 ceramic-on-polyethyleneの関節摺動面

3-3 手術手技

　当院ではセメントレスTHAを導入し，侵入法は8cm長のMIS（minimally invasive surgery）-PL（posterolateral）アプローチであり，後方脱臼のリスクを低減させるため関節後方組織の再建[9]を併用している．また，total anteversion[10]（寛骨臼前方開角＋大腿骨前捻＝40〜60°）およびwidmer's combined anteversion[11]（寛骨臼前方開角＋0.7×大腿骨前捻＝37.3°）を考慮し，寛骨臼および大腿骨コンポーネントを設置する．使用する関節摺動面は，HXLPEライナーとセラミック骨頭の組み合わせのceramic-on-polyethylene（CoP）である（図7）．寛骨臼コンポーネントのサイズによって異なるが，HXLPEライナーを使用することにより，使用できる骨頭径は28，32，36mmとなり，骨頭径が22.225mmであった時代より，かなり大きなオシレーションアングルが得られる（図8）．

1）術中体位（図9）

　患者を側臥位にし，恥骨結合，仙骨，胸骨および胸椎の4点をそれぞれ支持器により固定する．正確に寛骨臼コンポーネントを設置するためには，両寛骨が手術台に垂直になっていることが重要である．また，非手術側の下肢は脚長を確認するため股関節屈曲30°，膝関節屈曲90°を維持し，腓骨神経麻痺を回避する目的で腓骨頭と足関節外果下にドーナツ状のシリコンマットを置く．

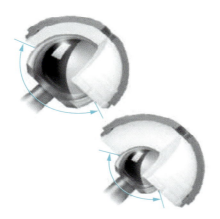

図8　骨頭径によるオシレーションアングルの違い（左：φ32 mm，右：φ22.225 mm）

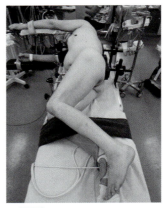

図9　術中体位（側臥位）

2）皮切（MIS-PLアプローチ；図10）

　大転子から骨幹部の輪郭をマーキングし，大転子頂部と骨幹部中央を結ぶ線（第1の線）を引く．第1の線から1 cm後方に平行な線（第2の線）を引き，大転子頂部と第2の線の交点を中心に第1の線へ4 cm，近位に4 cmの直線皮切を加える．

3）関節包切開と骨頭摘出

　皮切と同様に大腿筋膜を切開し，大殿筋は線維方向に電気メスで凝固しながら鈍的に分け，Charnley開創器をかける（図11）．両膝の間に枕を置き，股関節を伸展・内旋位とした後，中殿筋後縁から大転子後縁，転子間陵に沿って下殿動脈と内側回旋大腿動脈の交通枝を凝固止血しながら脂肪組織を後方へ排除すると梨状筋が露出される（図12）．中殿筋後縁と小殿筋間にHohmannレトラクターをかけ，梨状筋上縁レベルから短外旋筋群と関節包をまとめて骨膜下にL字型に切開する（図13）．骨頭と関節包との癒着を剥離し，股関節を内旋すると骨頭が脱臼する．脱臼後は，頸部内側・外側にそれぞれレトラクターを挿入し，ボーンソーにて頸部をシングルカットして骨頭を摘出する（図14）．

4）大腿骨ブローチング

　当院では，大腿骨側を最初に操作する（いわゆるstem first technique）．手術側下肢が非手術側と交差するように股関節屈曲45°・内旋90°，膝関節屈曲90°に保持する．その際，大腿骨近位部を3方向にレトラクターを挿入し持ち上げる（図15）．
　大転子頂部後方からカルカー中央に向かって，下腿の方向を確認しながら前捻25°に箱ノミを用いてインプラント挿入孔を作製する（図16）．続いてスターターリーマーにてブロー

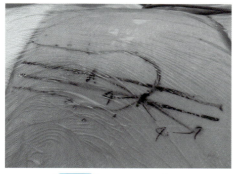

図10　MIS-PL の皮切

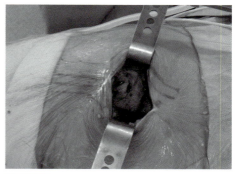

図11　Charnley 開創器を用いた視野確保

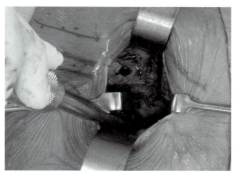

図12　短外旋筋群（左：梨状筋腱，右：中殿筋後縁）

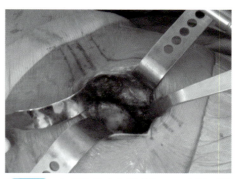

図13　短外旋筋群と関節包の L 字型切開

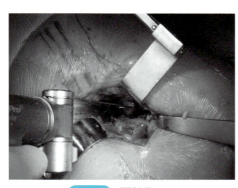

図14　頸部骨切り

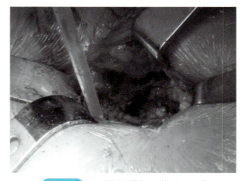

図15　大腿骨頸部の持ち上げ

チの挿入方向を確認する（図17）．当院で選択する大腿骨コンポーネントは，近位固定型のテーパーステムが多く，テーパーリーマーで遠位髄腔を掘削する操作は省かれる．また，内反挿入にならないように後方から掘削するようにしながら小さいサイズから術前テンプレーティングした予定サイズまでブローチングを行い，その後，ブローチを前後に揺すって回旋安定性を確認する（図18）．

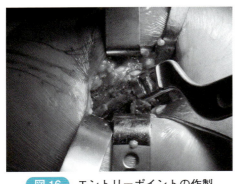

図16 エントリーポイントの作製

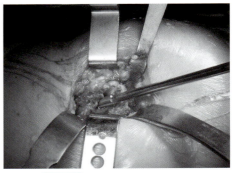

図17 スターターリーマー

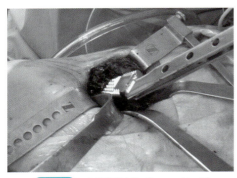

図18 大腿骨髄腔ブローチング

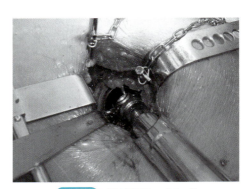

図19 寛骨臼リーミング

5）寛骨臼コンポーネントの設置

　股関節を内旋・外旋中間位の状態で，寛骨臼前壁と前方関節包間にHohmannレトラクターを挿入し，大腿骨近位部を前方へ寄せる．そして，寛骨臼後方にコブを挿入し関節包と関節唇の境界を確認した後，全周性に関節包を切除して円靱帯や関節包に付着する滑膜を十分に切除する．ここで下方関節包に縦切開を加えると，関節包による緊張が解けて寛骨臼リーミング操作が容易になる．

　寛骨臼リーミングは，予定サイズの2mm以下から開始する（図19）．寛骨臼リーミングのポイントとしては，股関節症の場合，double floorや前方骨棘が存在することが多く，それを想定しリーマーを寛骨臼内の後壁にあてがい原臼蓋に向かって臼底脂肪が出現するまで寛骨臼リーミングする．寛骨臼が球状になるように寛骨臼リーミングを続け，視診および触診にて骨質を確認し，骨質が良好の場合は予定サイズの1mm以下まで寛骨臼リーミングを行う．

　寛骨臼コンポーネントを専用オフセットホルダーに装着し，寛骨臼に対して外方開角40°，前方開角25°を目標に寛骨臼コンポーネントをプレスフィットさせる（図20）．寛骨臼コンポーネントの挿入角は骨盤傾斜によって異なる．例えば，骨盤後傾例では寛骨臼が通常より外方開角，前方開角とも大きくなるため，寛骨臼コンポーネントの外方開角，前方開角とも小さい角

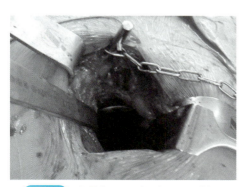

図20 寛骨臼コンポーネントの挿入

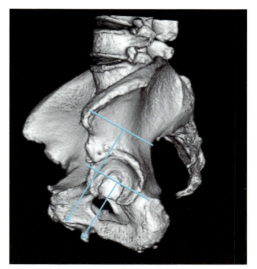

図21 寛骨臼コンポーネントの挿入方向の決定

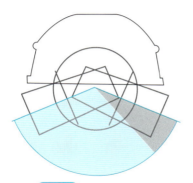 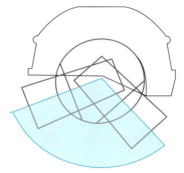

図22 フラットライナー（左）とエレベートライナー（右）

度（おのおの35〜40°，15〜20°）に設置する．一方，骨盤前傾例では寛骨臼が通常より外方開角，前方開角とも小さくなるため大きい角度（おのおの40〜45°，25〜30°）に設置する．専用オフセットホルダーに付属するアンテナが外方開角40°，前方開角25°に設定しており，ホルダーが腸骨稜上の上前腸骨棘から2 cm近位と大坐骨切痕を結ぶ線と垂直になれば寛骨臼の横断面と平行であると想定し，骨盤傾斜を念頭に入れ外方開角と前方開角を決定する（図21）．

6）試験整復

　試験整復のトライアルライナーは，フラットライナーのみを用いる（図22）．なお，10°あるいは15°の壁を有するエレベートライナーはオシレーションアングルの減少のみならず，インプラントインピンジメントによる脱臼の要因となるため，脱臼抵抗性に問題がある場合はカップ再設置にて対応する．

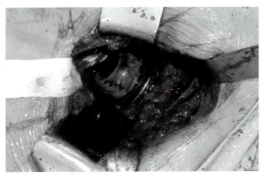 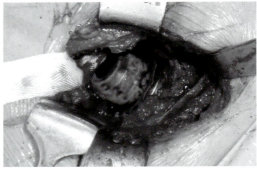

a. 非牽引時　　　　　　　　　　b. 適切な緊張

図23　術中の関節緊張度テスト

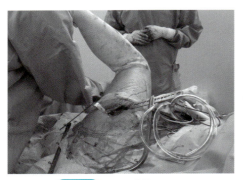

図24　脱臼肢位テスト

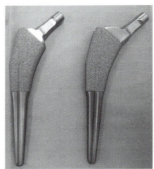

a. 標準(左)とハイオフセット(右)　b. 両ステムを重ねたもの

図25　大腿骨コンポーネント

　試験整復のトライアルライナー，ネックおよびヘッドを装着した後，足関節を把持し，大腿骨長軸および寛骨臼コンポーネントに対して垂直方向にそれぞれ牽引を加え，関節の緊張を確認する．牽引時のトライアルライナーとトライアルヘッドの間隙が2 mm程度を適切な緊張として判断する（図23）．さらに両膝蓋骨の高さによる脚長の確認，股関節伸展位での膝関節自動伸展（drop kick sign）なども参考にする．脚長が補正された状態で股関節に伸展制限が存在する場合は，上前腸骨棘に付着する大腿筋膜腸筋の一部を切離すると伸展が可能になる．

　股関節屈曲90°＋内転・外転中間位での内旋角度，cross leg（股関節屈曲45°）での内旋角度，股関節深屈曲位，股関節伸展0°＋内転・外転中間位での外旋角度などから脱臼抵抗性を評価する（図24）．

　寛骨臼コンポーネント設置角に問題がないと思われても易脱臼性が残存する場合は，骨性インピンジメントが存在している可能性が高い[12]．その対処法として，寛骨臼コンポーネント周囲の余剰骨棘の切除や大腿骨大転子からカルカー前方の部分切除を追加する，あるいは脚長を変えずに関節の回転中心と大腿骨間の距離を広げることにより，骨性インピンジメントを回避する目的で大腿骨コンポーネントとしてハイオフセットステム（図25）を使用する

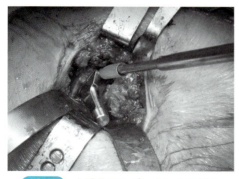
図26 大腿骨コンポーネントの挿入

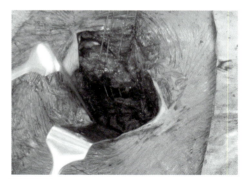
図27 短外旋筋群と関節包の大転子再固定

ことなどにより脱臼抵抗性を再評価する．

7）寛骨臼ライナー，大腿骨コンポーネントの挿入および人工骨頭の装着

　HXLPE製のフラットライナーを寛骨臼コンポーネント内に固定した後，大腿骨コンポーネントをステムの表面加工部上縁と骨切り面が一致するまで叩きながら挿入する（図26）．その後，トライアルヘッドを装着し，最後の試験整復を行い，最適なヘッドオフセットのセラミック骨頭をステムネックに装着する．そして，股関節屈曲45°＋内旋90°を保持し，股関節に牽引を加えながらセラミック骨頭が寛骨臼コンポーネントにあたらないように注意して最終整復する．

8）関節後方要素の再建

　2.0 mm径のキルシュナー鋼線を用いて大転子後方に穴を4カ所あける．それぞれの穴に18G針を刺し，これらをガイドとして2本の非吸収性5号エチボンド糸にて関節包と梨状筋を含む短外旋筋群を一括に縫合し，股関節伸展0°＋軽度外旋位にて大転子に締結する（図27）．吸引ドレーンを留置した後，大腿筋膜張筋および大殿筋を縫合し，皮下組織を埋没縫合する．なお，皮膚縫合は行わない．

9）術後後療法

　術後翌日から全荷重を許可し，術後2日目にドレーンを抜去する．深部静脈血栓症（DVT：deep vein thrombosis）の予防として，術後2日目から14日間抗凝固薬を内服させる．そして，階段昇降が自立すれば退院を許可する．

3-4 術後のベッド上での全身管理

　手術による侵襲は麻酔，手術内容・時間，出血量などの影響を受ける．侵襲の種類や大きさなどによって引き起こされる生体反応の強さや持続時間は異なる．一般的には長時間の手術ほど侵襲が大きく生体反応も強い．一方，患者が受容できる侵襲の度合は患者自身の予備能力によるところが大きい．そこで，侵襲の程度と患者の予備能力との相対的な関係を正しく評価しておく．そのうえで，手術後の患者の生体反応を十分に観察し，異常な生体反応に迅速に対応する．

> **エキスパートのコツ**　術後に生じうる問題を予測し，合併症の予防と早期発見に努める．また，苦痛・不安が緩和できるよう援助する．

1）循環動態の確認

　意識レベル，バイタルサイン，水分バランスなどを確認する（表1，図28, 29）．血圧の計測では，既往歴によりマンシェットの装着が禁忌となる部位があるため，装着可能な部位を確認しておく．また，術後はせん妄を認める場合があるため注意して観察する．血液データは基準範囲と対比しながら異常値を確認する（表2）．

表1　循環動態の確認項目

- 意識レベル：JCS（Japan Come Scale；麻酔からの覚醒状況）
- 血圧
- 脈拍（回数，不整）
- 顔色
- 体温
- 悪寒（シバリング）
- 四肢冷感
- 皮膚の湿潤
- チアノーゼ
- 呼吸状態（回数，パターン，呼吸困難の有無，呼吸音）
- 酸素投与量
- 酸素飽和度
- 気道内分泌物（量，性状）
- 輸液投与量と水分バランス
- 尿の量・性状
- 発汗
- 血液データ

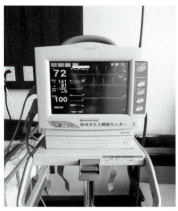

図28 血圧，脈，酸素飽和度，心電図の計測

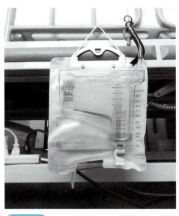

図29 尿の量と性状の確認

表2 血液検査の項目・基準値・目的

	項目	基準値	検査内容の説明
血算	WBC	3000～9000/μl	感染症の有無や検疫力低下の診断
	RBC	M430～570 F380～500×10⁴/μl	貧血などの診断
	Hb	M13.5～17.5 F11.5～15.0 g/dl	貧血の種類の診断
	Htl	M39.7～52.4 F34.8～45.0 %	
	Plt	14.0～34.0×10⁴/dl	出血や止血の機能を調べる
生化学	TP	6.8～8.3 g/dl	血清中の総タンパクの量で肝臓，腎臓の異常がわかる
	ALB	3.8～5.3 g/dl	栄養状態の指標
	GOT	10～40 IU/l	肝臓の機能が破壊されると増える
	GPT	5～45 IU/l	肝臓，胆道系の診断　肝炎，肝硬変など
	γ-GTP	M80以下 F30以下 IU/l	アルコールによる肝臓機能の診断
	T-Bil	0.2～1.2 mg/dl	肝炎，肝臓癌，胆嚢炎などの病気の診断
	D-Bil	0.0～0.2 mg/dl	肝疾患などの診断
	CPK	M60～270 F40～150 IU/l	心筋梗塞や筋肉の病気を診断
	Glu	70～109 mg/dl	空腹時の血糖値
	BUN	8.0～20.0 mg/dl	腎臓の機能を調べる
	Na	137～147 mEq/l	腎臓機能を診断：高）塩分過剰摂取，低）腎不全
	Cl	98～108 mEq/l	腎臓機能を診断：高）脱水症など，低）栄養不良など
	K	3.5～5.0 mEq/l	腎臓機能を診断：高）腎不全，低）腎不全，肝硬変など
	CRP	0.30以下 mg/dl	感染による炎症の程度
血液	血沈	M10以下 F15以下 mm/h	赤血球が沈んでいく速さをみる検査で，感染症や炎症性疾患で増加する
凝固	APTT	25～36秒	血液の凝固異常：ワルファリン治療の薬の調節
	PT	9.4～12.5秒	血液の凝固異常：ヘパリン療法のモニタリング
	D-ダイマー	0.72以下 μg/dl	血栓症の診断や治療経過の観察

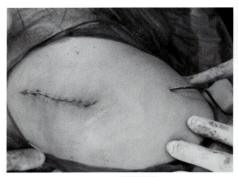 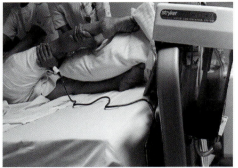

図30 ドレーンからの排液の量と性状を確認

2）術創部の確認

a．出血の量と性状の確認

　出血がドレッシング材（傷を保護するために巻いたり，覆ったりするものの総称）の外に滲出するほど多い場合には，医師の指示を仰ぐ．創部にあてたガーゼ内に出血がある場合は，その量を計測し，ガーゼで圧迫する．術後24〜48時間は基本的には創部の開放はしない．

　術後に非洗浄式自己血回収キットが装着されている場合は，ドレーンからの排液の量と性状を確認する．またその際，出血量を計測し，医師へ報告して指示を仰ぐ．出血量が多い場合は，吸引圧が適切か，少ない場合はドレーン管理が正しく行われているかを確認する（図30）．出血は大腿部の腫脹につながるため体位変換や肢位の調整により排液を促す．回収された血液は6時間以内に返血(輸血)できる．なお，一般的にドレーンは術後2〜3日で抜去される．

b．感染徴候の確認

　手術部位の感染の有無を確認するために，創部の発赤・腫脹・熱感を観察する（図31）．また，創部の痛みについても聴取する．

>
> 手術部位感染（SSI：surgical site infection）：術後30日以内に手術部位に生じる感染であり，ハイリスク要因として糖尿病，喫煙，低栄養がある．

3）痛みの管理

　術後の痛みは手術侵襲による組織障害や，それに伴う炎症反応などに起因する．この痛みは，患者因子，麻酔管理，手術部位・時間・侵襲の程度によって大きく左右される．術後の痛みは，患者の身体的・精神的問題に大きく影響するため（表3），患者の訴えをよく聞き，

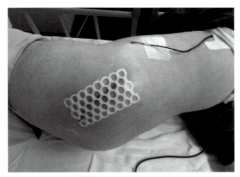

図31 術後の創部管理

表3 術後の痛みによる身体的・精神的問題

身体的問題
- 深呼吸の抑制
- 頻脈
- 血圧上昇
- 代謝亢進，長期臥床による深部静脈血栓症（DVT）リスクの上昇

精神的問題
- 不安
- 恐怖
- 医療スタッフへの不信感

鎮痛の援助を行う．

a．手術室から継続して行う管理—患者調節鎮痛法

患者調節鎮痛法（PCA：patient controlled anesthesia）の一つに，麻酔科医が手術中から一定量の薬剤を持続的に投与する鎮痛薬持続注入法がある（図32）．投与経路として，硬膜外・静脈内・末梢神経ブロックがある．これらの管理によって痛みが自制内でコントロールされる場合は多い．痛みが増大した時には患者自身が操作し薬剤を投与・調整できる機能もある．

カテーテル挿入中は，挿入部からの出血，薬液漏れ，神経障害について確認する．また，PCA器具の破損，カテーテルの閉塞・離断，接続部のゆるみ・テープ固定についても確認する．特に硬膜外投与のケースでは，硬膜外血腫やそれによる神経障害が発生する可能性が高いため異常の有無をより慎重に確認する．

b．薬剤の使用

PCAが使用されていても鎮痛が不十分な場合は，医師の指示のもとでベンゾモルファン系オピオイド，非ステロイド性抗炎症薬（NSAIDs：non-steroidal anti-inflammatory drugs）

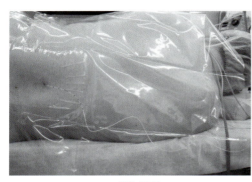
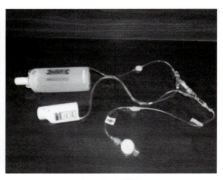

a. 挿入位置　　　　　　　　　b. 鎮痛機器

図32　患者調節鎮痛法

表4　代表的な鎮痛薬

分類名		薬剤名	適応
フェンタニルピペリジン系オピオイド（麻薬）		フェンタニル	・硬膜外，静脈内より持続投与 ・激しい疼痛（術後疼痛，癌性疼痛）に対する鎮痛
ベンゾモルファン系オピオイド（非麻薬）		ソセゴン	・筋肉，静脈注射より投与 ・術後の鎮痛
オピオイド（非麻薬）		トラムセット	・非癌性慢性疼痛の鎮痛
局所麻酔薬		アナペイン	・硬膜外より持続投与
全身麻酔薬		ドロレプタン	・フェンタニルとの併用による手術時の全身麻酔の補助
NSAIDs	注射剤	ロピオン	・手術後の鎮痛他
	内服剤	セレコックス	・手術後の消炎・鎮痛，他
		ロキソニン	・手術後の消炎・鎮痛，他
	外用剤	ボルダレン坐剤 アンヒバ坐剤	・手術後の消炎・鎮痛，他
	経皮用剤	ロキニンパップ モーラステープ	・筋肉痛，外傷後の腫脹・疼痛の消炎・鎮痛
神経性疼痛緩和薬		リリカ	・神経障害性疼痛の第一選択

などの薬剤を併用する（表4）．薬剤使用時は，患者の全身状態を注意深く観察・評価する．

c．ポジショニング

ベッド上では，耐圧分散マットにより褥瘡を予防する．長時間の同一姿勢保持による痛みに対しては，肢位の調整や体位変換を行う（図33）．体位変換時は脱臼の危険があるため下肢を支持し，脱臼肢位をとらないように介助する．

d．アイシング

術後に創周囲の皮膚感覚（知覚）が回復してきた段階でアイシングを行う．

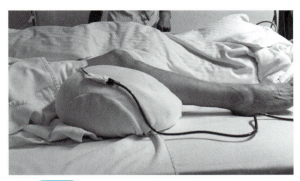

図33　術後のベッド上でのポジショニング

4）合併症の予防

a．静脈血栓閉塞症の予防

深部静脈血栓症（DVT：deep vein thrombosis）は，下肢や上腕などの静脈に血栓が生じる疾患でvirchowの3因子（①血流の停滞，②血液性状の変化，③血管の障害）が要因としてあげられる．主な症状は，しびれ，皮膚色の変化，浮腫，Homans兆候である．DVTは肺血栓塞栓症（PE：pulmonary embolisis）の主な原因といわれている．PEの症状は，突然の胸痛，呼吸困難，頻呼吸があげられるが，血栓が小さい場合は症状がないこともある．

整形外科手術では，DVT発生の可能性が高いため（表5），全身状態や検査結果を十分に観察・評価する．DVTのスクリーニングでは，胸部X線，心電図，動脈血ガス分析，経胸壁心エコー，血液検査が行われる[13]．抗凝固薬の投与は，硬膜外カテーテル抜去後2時間以上経過した後に開始される（表6）．投与中は創部出血，皮下出血，腎機能・肝機能障害のリスクがあるため全身の観察・評価を怠らない[13]．

DVTが発生してしまった場合は，引き続き合併症に注意しながら治療用の弾性ストッキングを装着させ，抗凝固薬を投与する．抗凝固薬の投与量は，血液検査でのDダイマー値や，下肢エコー検査での血栓量を確認しながら調節する．

ⅰ）間欠的空気圧迫法

間欠的空気圧迫法（IPC：intermittent pneumatic compression）は，患者の脚を空気圧で間欠的に圧迫することにより，静脈の血行を促進し，血液うっ滞や浮腫を予防するための方法であり，手術直後から開始する（図34）．装着中は，擦過傷，褥瘡，腓骨神経麻痺がないかを確認する．健側のIPCはDVTがなければ手術中より開始される．

ⅱ）足関節の底屈・背屈自動運動

足関節や足趾の底屈・背屈自動運動を積極的に行うように指導し，実際に実施しているかを確認する．

ⅲ）圧迫療法（弾性ストッキング，圧迫包帯）

弾性ストッキングは，下肢の静脈血やリンパ液のうっ滞を予防または軽減し，静脈還流を

表5 整形外科手術後の静脈血栓塞栓症の発生リスクおよび予防法（文献13)より改変引用）

リスクレベル	整形外科手術	予防法
低リスク	・上肢手術	早期離床および積極的な運動
中リスク	・脊椎手術 ・骨盤・下肢手術（人工股関節全置換術，人工膝関節全置換術，股関節骨折手術を除く）	弾性ストッキング，あるいは間欠的空気圧迫法
高リスク	・人工股関節全置換術 ・人工膝関節全置換術 ・股関節骨折手術	間欠的空気圧迫法，あるいは低用量未分画ヘパリン
最高リスク	・「高」リスクの手術を受ける患者に，静脈血栓塞栓症の既往，血栓性素因が存在する場合	低用量未分画ヘパリンと間欠的空気圧迫法の併用，あるいは低用量未分画ヘパリンと弾性ストッキングの併用

表6 抗凝固薬の種類と適応

分類名	薬剤名	適応
エドキサバントシル酸塩水和物	リクシアナ	人工膝関節全置換術，人工股関節全置換術における静脈血栓塞栓症の発症抑制
クルマリン系薬	ワーファリン	血栓塞栓症の治療および予防
ヘパリン	ヘパリンナトリウム	

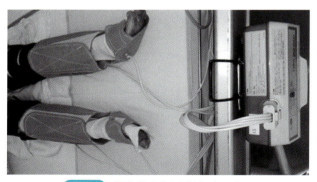

図34 間欠的空気圧迫法（IPC）

促進することを目的に使用する．下肢の周径などを計測し，適切なサイズのものを選択する．使用中は1日2〜3回ストッキングを脱がせ，合併症が生じていないかを確認する（表7）．患者にもパンフレットを用いて着脱（図35）や合併症確認のポイントを説明しておく．

　弾性ストッキングに適切なサイズがない場合や，弾性ストッキングにより皮膚障害が生じた場合は，弾性包帯を使用して圧迫する．包帯を巻く時は，圧が均一になるように注意する．締め付けが強すぎる場合やゆるみがある場合には巻き直す．血流障害や腓骨神経麻痺などの

表7 弾性ストッキング装着時に起こりうる合併症

・動脈血行障害
・静脈還流障害
・浮腫
・皮膚障害（皮膚発赤，びらん，潰瘍，水疱）
・皮膚感染症，蜂窩織炎
・腓骨神経麻痺
・疼痛

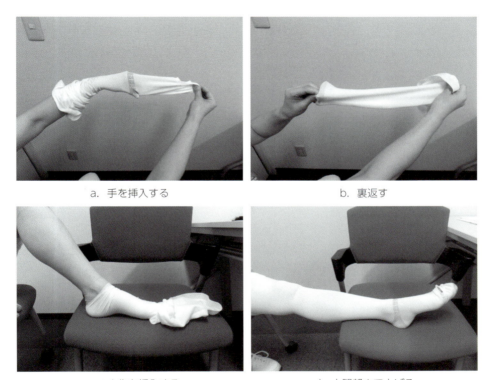

a. 手を挿入する　　　　　b. 裏返す

c. つま先を挿入する　　　d. 大腿部まで上げる

図35　弾性ストッキングの履き方

合併症がないか観察する．

b．せん妄の予防

　せん妄とは意識混濁に加え，幻覚や不安，興奮を伴う状態であり，高齢者の術後合併症の中で最も多くみられる．誘発因子としては，患者自身の要因に加えて手術侵襲などの直接的な原因，環境変化，疼痛によるストレスや睡眠障害などがある．これらの誘発因子を可能な限り取り除いていくことで，せん妄の予防に努める．せん妄が発症した場合は，転倒・転落，挿入ルート類の抜去などのリスクがあるため，薬物療法が検討される．そして，他の医療ス

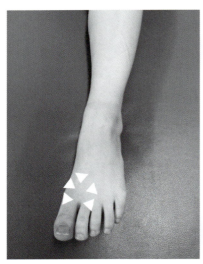
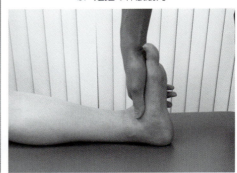
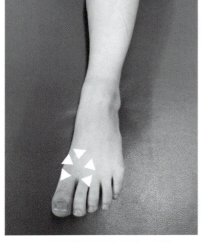

a. 深腓骨神経固有領域の知覚　　b. 足趾の伸展筋力　　c. 足関節の背屈筋力

図36 腓骨神経麻痺の確認

タッフや家族と連携しながら患者の安全を確保する[15].

c. 腓骨神経麻痺の予防

　腓骨神経は,膝関節後方から腓骨頭の後方を巻きつくように通っている.このため,腓骨頭部で神経が長時間圧迫されると腓骨神経麻痺が発生しやすい.症状は第1趾と第2趾のつけ根部分(腓骨神経固有領域)のしびれや知覚の低下・消失,足趾の伸展筋力や足関節の背屈筋力の低下(下垂足),放散痛である.よって,腓骨頭部が外部から過度に圧迫されていないか,麻痺の症状がないかを確認する(図36a〜c).

3-5　リハビリテーション看護──離床から退院まで

　手術後の患者は,離床による疼痛増強への不安や,周囲への配慮などにより不必要に安静を保つことがある.そのため,医療者は疼痛を管理しながら安静臥床による合併症の予防について十分に説明し,早期離床に努める.

> **エキスパートのコツ**
> リスクを管理し，二次的合併症を予防しながら術後の機能回復と歩行・ADL自立に向けて患者を援助する．また，退院に対する心理的・社会的不安に対しても援助する．

1）機能回復のための援助

a．早期離床の援助

患者の全身状態を観察・評価し，患者の循環状態に過度な負担がかからないようにセミファーラー位から起座位，端座位，立位，そして歩行の順で離床させていく．この際，患者の心理に配慮し，声かけしながらリハビリテーションに対する動機付けを図る．手術直後の患者は，痛みや循環動態の不良により自らの力で離床することは困難であるため，医療者が適切に介助する．離床はルート類の位置，めまい・吐き気，術側の痛み，下肢の随意性収縮を確認しながら進める．以下に片側（左股関節）手術患者を例にあげて安全な介助方法を説明する．

> **エキスパートのコツ**
> 患者は，安楽な股関節軽度屈曲位での肢位をとりやすい．拘縮予防のために日中のベッド上では股関節をできるだけ中間位に保持させる．起居・移動動作ではリスクの回避を最優先とし，介助方法を選択する．

ⅰ）起居動作（臥位から端座位まで：図37）

上半身を起こし，健側下肢をベッド端から下ろす．続いて，術側下肢を下ろして端座位となる．術側下肢の痛みが強い場合や随意性収縮が乏しい場合は介助する．術側股関節を屈曲することにより，痛みが出現する可能性があるため，体幹を浅く起こしたまま術側下肢をベッド端から下ろす．

ⅱ）立ち上がり（図38）

介助者は術側もしくは正面に立ち，介助を行う．立ち上がる際には，健側下肢に体重をあずけるように指示し，術側股関節の痛みや膝折れ，過度な股関節内転・内旋を防ぐ．

ⅲ）トランスファー（図39）

端座位の状態から殿部を車いすに近づける．「立ち上がり」の介助方法を用いて離殿し，車いすに殿部を向け座る．その際，股関節に過剰な回旋を起こさないように注意する．また着座の際に，術側股関節を深く屈曲することで脱臼を起こす可能性があるため，術側股関節を軽度屈曲位に保持する．

ⅳ）歩行器歩行（図40）

患者の後方に立ち，急な膝折れやバランスの崩れによる転倒に備える．特に，方向転換時や後進時に注意する．またその際，歩行器の高さを調整し，過度な体幹前屈を行わないよう

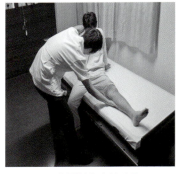 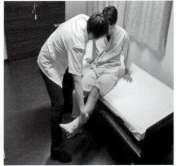 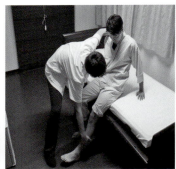

a. 左下肢を支持する　　　　b. 下肢の移動を介助する　　　c. 下肢を支えながら足部を床に置く

図37　術後患者（左人工股関節全置換術）の起居動作の介助

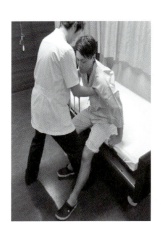

図38　術後患者（左人工股関節全置換術）の立ち上がり動作の介助

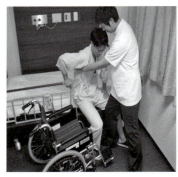 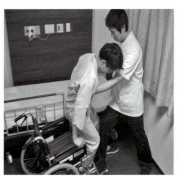 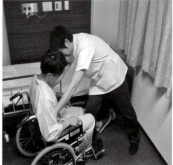

a. 腋窩を支持する　　　　b. 立ち上がりと回転を介助する　　　c. 浅く座らせる

図39　術後患者（左人工股関節全置換術）のトランスファー動作の介助（ベッドから車いすへの移乗）

に配慮する．

b．病棟での自主トレーニングとセルフケアの指導

病棟で過ごす時間を自主トレーニングにあて，術後回復の一助にする．トレーニングの内

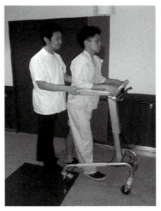 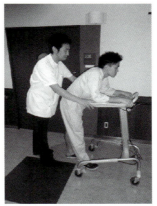

a. 良い例　　　　　　　　b. 悪い例

図40　術後患者（左人工股関節全置換術）の歩行器による歩行介助

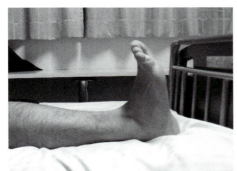 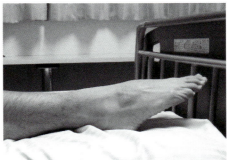

a. 背屈　　　　　　　　　b. 底屈

図41　足関節底屈・背屈運動

容や量は患者個々の状態に合わせる．患者の自己効力感を上げるために自ら進んで行えるよう，心理状態や環境整備に配慮する．

①足関節底背屈運動：下腿三頭筋の伸張と弛緩を繰り返す．患者に伸張と弛緩の感覚を学習させる（図41）．
②股関節自動介助運動：開排運動（股関節屈曲・外転・外旋）を繰り返す．痛みに応じて行うように指導する．
③ヒップアップ運動：臥位で両膝を立てて殿部を上げる．
④歩行練習：病棟内の歩行を痛みに応じて実施させる．

c．病棟での清潔ケアの指導

当院では，術後1〜7日目までは全身清拭・洗髪などの保清介助を行い，術後8日目以降は創状態や全身状態に異常がなければシャワー浴を開始している．なお，術後14日目までは創

部にドレッシング材を貼付した状態でシャワー浴を行う．術後14日目以降では，創部は石鹸の泡でやさしく洗うよう指導する．

2）二次的合併症の予防

a．腓骨神経麻痺の予防
術後のベッド上での全身管理に準じ，評価およびポジショニングを行う．

b．深部静脈血栓症の予防
DVT予防ガイドラインでは，患者が十分に歩行できるまでIPCを継続して使用することが推奨されている．当院では，歩行器での歩行が自立するまで使用している[15]．

c．褥瘡の予防
身体に加わった外力によって，骨と皮膚表層の間の軟部組織の血流が低下，あるいは停止した状況が一定時間続くと，組織は不可逆的な阻血性障害に陥り褥瘡となる[16]．褥瘡の好発部位は，皮下脂肪組織が少なく，骨が突出している後頭部，肩甲部，肘頭部，腸骨部，大転子部，仙骨部，坐骨部，踵骨部である．

患者には褥瘡が発生する可能性を説明し，自主的に体位変換を行ってもらう．術後は，痛みや機能低下，点滴・モニターなどのルート類の装着による制限により，自力での体位変換が困難な場合がある．これに対しては，介助による体位変換で除圧を図る．また，患者の栄養状態（血液検査の結果）を確認し，その維持・改善に努める．

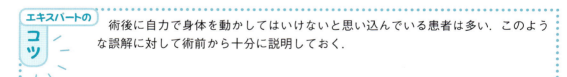

エキスパートのコツ：術後に自力で身体を動かしてはいけないと思い込んでいる患者は多い．このような誤解に対して術前から十分に説明しておく．

d．皮膚トラブル
ドレッシング材・外用薬・弾性ストッキングの刺激やアレルギー反応によって炎症反応が起こると，接触性皮膚炎になりやすい．発症した場合は，原因となる刺激を除去し，薬剤により症状の消失を図る．

e．転倒予防
転倒は骨折や脱臼を招く可能性があり[17]，それによって再手術を余儀なくされることがある．患者に転倒の危険性を説明し，転倒予防に協力してもらうことが望ましい．また，理解力が乏しい患者においては頻回に訪室する．

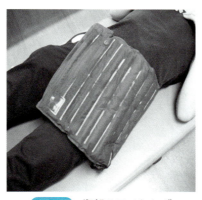

図42　術部のアイシング

注意点　65歳以上で人工股関節全置換術を施行し，末梢神経カテーテルが留置されている患者は，転倒リスクが高いことが報告されている．転倒場面は，トイレ利用時，患者が介助なく動いた時，夜間の移動時が多い[18]．

3）痛みの管理

a．鎮痛剤の使用

NSAIDsの投与を開始しても痛みのコントロールが不良な場合は，オピオイドや神経性疼痛緩和薬を併用する．その際，自覚症状や血液検査の結果などを考慮して薬剤の副作用を確認しながら投与する．

b．ポジショニング

膝窩部にクッションを敷いて下肢を挙上する．患者ごとに安楽肢位を確認したうえで肢位や環境を調整する．手術前の患者の状態を考慮し，患者に合ったポジショニングで安楽を得られるようにする．

c．アイシング

術後2週間は，患部の熱感・腫脹が強いためアイシングや経皮用材の使用を継続する（図42）．また施行時間・回数，施行時の注意点を指導し，退院後も自宅で適時実施させる．

d．リハビリテーション前の除痛

体動による術部の痛みに対する不安・恐怖心を軽減するため，リハビリテーションを実施する前に経口，もしくは坐薬のNSAIDsにより除痛を行う．

人工股関節手術を受けられた方の退院後の生活

自宅では以下のことに注意しながら生活してください
* 自転車・バイクに乗るのは約3〜6カ月後からにしましょう
* ハイヒールを履く際は転倒に気を付けましょう
* 車の昇降,浴室の出入り,ベッドへの移動やトイレの立ち上がりには気を付けましょう
* 身体をひねるスポーツを始める時期は,医師と相談しましょう
* 日常生活の制限はありませんが,転んだり,ぶつけたりしないように気を付けましょう
* 散歩は1日15分ぐらいを2回程度から始めましょう
* バランスのとれた食事をしましょう
* 自宅での入浴は通常どおり行い,その際,創部は薬用洗剤を泡立ててよく洗いましょう
* 温泉(公共施設)は1カ月後から利用可能です
* アイシングは運動後で創部が熱い時に行いましょう
* 弾性ストッキングは医師の許可が出るまでは履きましょう

次回受診までに下記のような症状がありましたら連絡ください
* 強い痛みがある場合
* 傷の周囲の色が赤くなった場合
* 傷が腫れた場合
* 体温が38℃以上の場合

よくある患者さんからの質問
Q. コタツに入ってもいいですか
A. いいですがコタツから出る姿勢で脱臼を起こす可能性があるので注意しましょう

Q. 金属探知機に反応しますか
A. しますので飛行機など利用される場合は,証明書を持参されたほうがよいです.証明書は当院で発行します

Q. 検査・治療について
A. MRI検査は可能ですが,気になる場合は医師に相談しましょう.針や灸は感染のおそれがありますので全身的に禁止です.電気治療は患部以外は行ってもいいです

不安なことがございましたらお気軽にご連絡ください
　　　　苑田会人工関節センター病院看護師一同

図43 人工股関節全置換術後患者に対する退院後生活指導パンフレット

4）退院に対する心理的・社会的不安への指導・援助

人工股関節全置換術後は2～3週間で自宅への退院か，リハビリテーション病院への転院となる．術後の痛みや機能回復には個人差があり，退院への不安を抱く患者は少なくない．そのため，離床後は退院後の生活を視野に入れて援助していく．

退院に向けて自宅環境や独居への不安を解消するために，他部門と連携しながら患者・家族の訴えを傾聴し，退院後の生活について指導・援助する（図43, 表8）．患者個々の機能回復の違いや現状・見通しなど，医師，リハビリテーション専門職，看護師で情報を共有し，統一した見解で対応する必要がある．

表8　患者の不安に対する対応と社会資源活用

不安の内容	考えられる対応	対応時のポイント
機能回復に対する不安	回復期リハビリテーション病院への転院考慮	リハビリテーション病院への転院時期が制度上，手術後30日以内のため，早めに本人・家族と相談して転院依頼をする必要あり
	居住地域でのリハビリテーション継続考慮	外来リハビリテーションを行っている施設であっても，手術後のリハビリテーションに対応できない施設や，関連施設以外の依頼を受けない施設もあるため，事前に依頼する施設と連携をとる必要あり
退院後の生活に対する不安	身体障害者手帳申請	手術後の状態により身体障害者認定を受けることができる場合がある．申請手続きは，患者が居住している区市町村の障害担当窓口で行う．＊必ず認定されるわけではないので説明の際は注意する
	介護保険の利用	手術後の状態により介護保険を利用できる場合がある．申請手続きは，患者が居住している区市町村の介護保険申請担当窓口で行う．＊必ず認定されるわけではないので説明の際は注意する
	地域支援サービスの利用	介護認定で非該当と認定されても，地域支援事業サービスを利用できる場合もある．相談は患者が居住している地域の包括支援センターで行う

文献

1) Charnley J：The long term results of low-friction arthroplasty of the hip performed as a primary intervention. J Bone Joint Surg Br **54**：61-76, 1972
2) Garino JP：Modern ceramic-on-ceramic total hip systems in the United States：early results. Clin Orthop Relat Res **379**：41-47, 2000
3) Sedel L：Evolution of alumina-on-alumina implants：a review. Clin Orthop Relat Res **379**：48-54, 2000
4) Baker DA, et al：Study of fatigue resistance of chemical and radiation crosslinked medical grade ultra-high molecular weight polyethylene. J Biomed Mater Res **46**：573-581, 1999
5) Kurtz SM, et al：Advances in the processing, sterilization, and crosslinking of ultra-high molecular weight polyethylene for total joint arthroplasty. Biomaterials **20**：1659-1688, 1999
6) Oral E, et al：Diffusion of vitamin E in ultra-high molecular weight polyethylene. Biomaterials **28**：5225-5237, 2007
7) Oral E, et al：Vitamin E diffused, highly crosslinked UHMWPE：a review. Int Orthop **35**：215-223, 2011

8) Dorr LD, et al：Structural and cellular assessment of bone quality of proximal femur. *Bone* **14**：231-242, 1993
9) Pellicci PM, et al：Posterior approach to total hip replacement using enhanced posterior soft tissue repair. *Clin Orthop Relat Res* **355**：224-228, 1998
10) Jolles BM, et al：Factors predisposing to dislocation after primary total hip arthroplasty. a multivariate analysis. *J Arthroplasty* **17**：282-288, 2002
11) Widmer KH：Compliant positioning of total hip components for optimal range of motion. *J Orthop Res* **22**：815-821, 2004
12) 伊藤知之，他：人工股関節全置換術においてインプラントインピンジは骨性インピンジより早期に生じているのか？　日本股関節学会学術集会プログラム・抄録集　**38**：123-126, 2012
13) 日本整形外科学会肺血栓塞栓症/深部静脈血栓症（静脈血栓塞栓症）予防ガイドライン改定委員会（編）：日本整形外科学会静脈血栓塞栓症予防ガイドライン．南江堂, 2008
14) 平井正文，他（編）：新・弾性ストッキング・コンダクター．へるす出版, 2010
15) 熊谷有理，他：人工関節置換術後の深部静脈血栓症予防に対する適切な間歇的空気圧迫法施行期間の比較検討．43回日本看護学会抄録集, 2012
16) 日本褥瘡学会学術教育委員会ガイドライン改訂委員会：褥瘡予防・管理ガイドライン 第3版．褥瘡会誌 **14**：165-226, 2012
17) Jørgensen CC, et al：Fall-related admissions after fast-track total hip and knee arthroplasty-cause of concern or consequence of success? *Clin Interv Aging* **8**：1569-1577, 2013
18) Duncan B, et al：Postoperative patient falls on an orthopedic inpatient unit. *J Arthroplasty* **25**：10-14, 2010

〔三井博正，浅野久美子，髙橋志穂子，田中友也〕

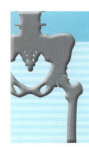

第4節　術前の外来リハビリテーション

4-1　身体機能，痛みの軽減または維持

1）股関節機能の維持・軽減

a. 筋機能の低下に対するアプローチ

股関節外転筋の筋力低下は，身体機能と関連があり[1]，術前からトレーニングを行うことで，術後早期の機能回復を早めることができる[2,3]．股関節症患者の股関節周囲筋の筋力は，健常者と比べて低く[4]，筋力低下は跛行や活動性低下の原因となる．筋力はhand held dynamometer（HDD）などを用いて数値化し，到達目標値を設定したうえでトレーニングを開始する．

筋力低下が著しい患者は，骨盤の動きで代償しながら股関節運動を遂行しようとするため，代償運動を可能な限り抑えたトレーニングを指導する．股関節症患者は，股関節周囲筋以外に膝関節伸展筋力の低下をきたしていることが多く，人工股関節全置換術（THA：total hip arthroplasty）術後の回復過程に悪影響を及ぼすため[5]，膝関節周囲筋の機能改善を含めてトレーニングを行う．

側臥位で行う股関節外転運動は，代償運動として骨盤の挙上運動を生じやすい．骨盤の挙上を抑えるために，骨盤の下制を意識しながら股関節外転運動を行う必要がある．また，股関節外転可動域制限が強い患者には，過度な角度での外転運動は避けるように注意し，骨盤の代償を抑える（図1）．

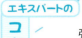

股関節内旋位での等尺性の外転運動は，股関節中間位または外旋位より大腿筋膜張筋の筋活動を減少させ，中殿筋の活動増加を促すことができる[6]．

筋力低下が著しく，側臥位での股関節外転運動を行うことができない患者には開排運動（CLAMエクササイズ）[7]を選択する（図2）．この運動では，中殿筋・大殿筋の筋活動を促すことができる．

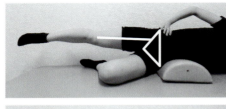
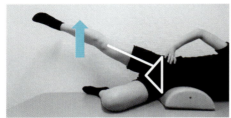
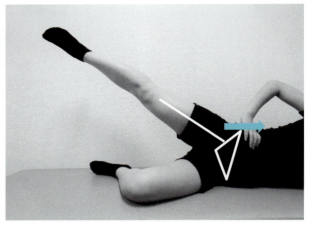

a. 正しい運動（腰部に枕などを入れて代償を防ぐ）　　　　b. 代償運動（骨盤の挙上）

図1　側臥位での股関節外転運動トレーニング

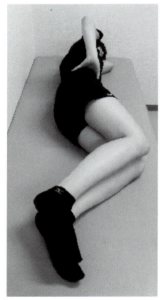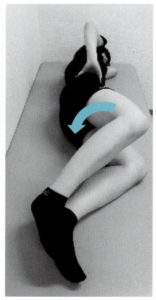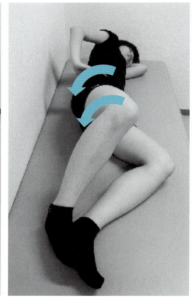

a. 開始肢位　　　　b. 正しい運動（骨盤を中間位に保持）　　　　c. 代償運動（骨盤の回旋を伴う）

図2　側臥位での開排運動

　股関節屈曲作用をもつ大腰筋は，体幹を安定させて，大腿骨前面から大腿骨骨頭を圧迫し，大腿骨骨頭の前方変位を抑制する重要な筋である[8,9]．股関節に著明な屈曲可動域制限がある患者は，求心性収縮での股関節屈曲運動を骨盤後傾および胸腰椎後弯で代償しやすいため（図3），遠心性収縮での股関節屈曲運動を選択する（図4）．なお，ここでは体幹を後方に倒す時に胸腰椎が屈曲しないよう注意させる．

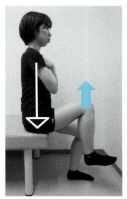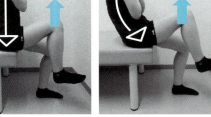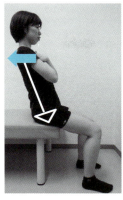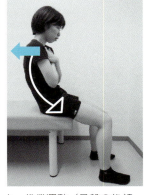

a. 正しい運動	b. 代償運動（骨盤の後傾，胸腰椎の後弯）

図3 股関節屈筋トレーニング（求心性収縮）

a. 正しい運動	b. 代償運動（骨盤の後傾，胸腰椎の後弯）

図4 股関節屈筋トレーニング（遠心性収縮）

注意点 THA術前では，閉鎖運動連鎖（CKC：closed kinetic chain）は股関節の圧力を増加させ，痛みを増大させる可能性があるため，適切な開放運動連鎖（OKC：open kinetic chain）でのトレーニングを選択する．しかし，下肢伸展挙上（SLR：straight leg raising）運動はOKCであるが，股関節に過剰な圧力が加わるため注意が必要である．

b．関節可動域制限に対するアプローチ

　股関節症の主な症状の一つに股関節の関節可動域（ROM：range of motion）制限がある．初期では股関節内旋・屈曲可動域が制限されやすく[10]，股関節症が進行していくと，全関節可動域にわたり13～52％の制限が生じる[11]．これらのROM制限は日常生活動作（ADL：activities of daliy living）に影響を及ぼす[12]．股関節に大きなROMを要する動作の遂行は，患者が主観的に困難を感じやすい（図5）[13]．

　術前の股関節可動域制限は，術後の歩行能力と関連があるため[14]，術前から術後早期回復に向けて治療しておく．効果的な治療方法を選択するためには，ROM制限の原因を明らかにする必要がある．ROMの最終域感（end feel）が柔らかい場合は，軟部組織モビライゼーションやストレッチを用い，硬い最終域感がある場合は関節モビライゼーションを組み合わせて用いる．

　軟部組織モビライゼーション（横断マッサージ）は痛みを軽減し，瘢痕の形成や隣接組織との癒着を防止するために用いられる[15]．軟部組織の線維走行と直行するように，痛みが出現しない程度の圧でゆっくりとマッサージを行う．

　関節モビライゼーションは，関節包内運動の制限を改善させることで，関節の可動性を向上させる手技であり，股関節症患者に対して股関節のROM拡大，および痛み軽減を目的に用いられる（図6，7）．特に関節牽引は，他動的なROM運動と併用することで，ROM，痛

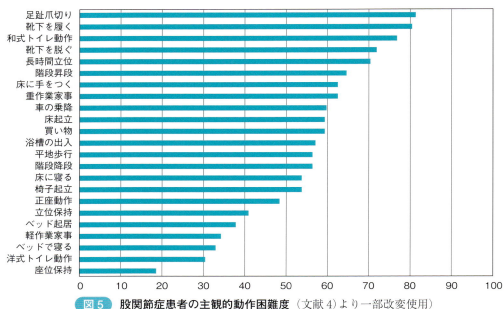

図5 　股関節症患者の主観的動作困難度（文献4）より一部改変使用）
100＝非常に困難・不可能，0＝困難なく遂行可能

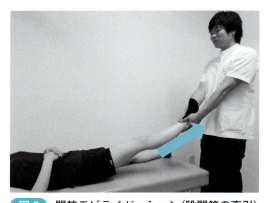

図6 　関節モビライゼーション（股関節の牽引）
　股関節の牽引では大腿骨を長軸方向へ牽引し，関節を離開させる．結合組織の伸張が停止するまでの振幅の大きい牽引を5回2セット程度実施する

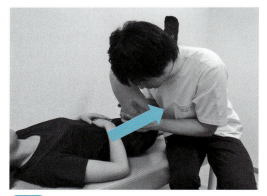

図7 　関節モビライゼーション（股関節の尾側方向への滑り）
　関節包内運動（副運動）である尾側方向への滑りを促し，股関節屈曲可動域の改善を図る

み，こわばりの改善に効果が期待できる[16]．

注意点　　末期の股関節症患者では，ROMを拡大することで痛みが増強する場合があるため，病期に応じて過度なROMの拡大を避ける．

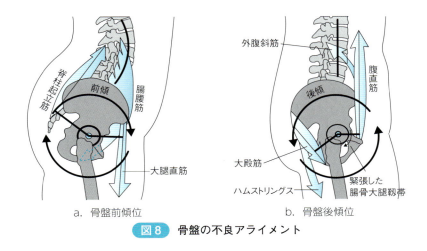

図8 骨盤の不良アライメント
a. 骨盤前傾位
b. 骨盤後傾位

c. 筋のインバランスに対するアプローチ

臼蓋形成不全による股関節症患者では，骨盤前傾と腰椎前弯の増大が認められ，高齢発症の股関節症患者では骨盤後傾と腰椎後弯を認めることが多い[17]．そのため，骨盤が前傾していると腰椎にストレスが，後傾していると股関節の前面にストレスが発生しやすい．これらの骨盤のアライメント異常に対しては，筋のインバランス（図8）[18]を把握し，腰椎や股関節へのストレスを術前から軽減させるようにアプローチする．

図8のような骨盤のアライメント異常を改善するためには，短縮筋と伸張筋（筋力低下が著明な筋）を評価し，短縮筋には軟部組織モビライゼーションやストレッチ，伸張筋には筋力トレーニングを行う．

骨盤前傾位では，腸腰筋と脊柱起立筋が短縮筋で，大殿筋と腹筋群が伸張筋となる．逆に骨盤後傾位では短縮筋と伸張筋のインバランスが逆転する．骨盤が後傾していると，臼蓋の前方被覆率を低下させ，大腿骨骨頭が前方へ変位しやすい．また，股関節は後面からの筋による補強に比べ，前面からの筋の補強が少ない構造になっているため，大腿骨骨頭がより前方に変位しやすくなる．このような大腿骨骨頭の前方変位は，股関節前面にある滑液包（腸恥包）の炎症を引き起こし，鼠径部痛の原因となりうる（図9）[18]．よって，患者に対しては後面の股関節外旋筋群の短縮を改善させ，前面の腸腰筋の筋力トレーニングを行う．

2）痛みのマネジメント

股関節症の痛みは，初期では運動時，歩行開始時，長距離歩行時に出現し，病期が進行して末期になると炎症が重度となり，安静時や夜間時にも出現するようになる．股関節周囲の痛みは，鼠径部，殿部，腰部，大転子部，大腿前面・後面，膝関節前面に出現する（図10）[19]．痛みは精神的ストレスや不安をもたらし，そして下肢への荷重や筋力発揮を阻害し，身体機能や活動性の低下の原因となる．そこで精神的ストレスをできるだけ軽減させるために，術前から痛みのコントロールを目的としたアプローチを行う必要がある．

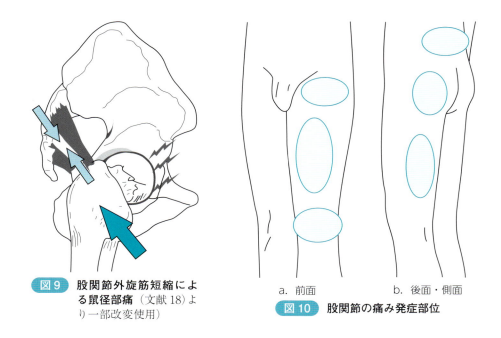

図9 股関節外旋筋短縮による鼠径部痛（文献18）より一部改変使用）

a. 前面　　　b. 後面・側面
図10 股関節の痛み発症部位

a. 痛みの軽減

痛み受容器が存在する関節構成体（関節包，滑膜，関節唇）由来の痛みは，股関節の深部に自覚される．このような痛みが出現すると，周囲の筋が過度に緊張し，筋硬結に移行する．筋硬結は，筋の圧痛や表面的な痛みとして現れる．筋の過剰な緊張は，股関節の正常な動きを阻害するため，軟部組織モビライゼーションや関節モビライゼーション（関節牽引）などを用いて筋のリラクセーションを図る必要がある．股関節症患者の痛みは，運動療法によって短期的に軽減されるが，患者の希望や状態に合わせて，水中エクササイズ，ジムでの運動，フィットネス機器を用いた運動，理学療法士の個別介入，スクワット，踏み台昇降，片脚起立，腹筋運動などを組み合わせて実施すると，痛みの軽減が図れる[20～23]．

b. 痛みを回避するための動作指導

股関節症の痛みは，安静時よりも荷重時に増強しやすい．そのため，セラピストは股関節への荷重（圧力）が増大しやすい動作を把握しておく必要がある（図11）[24]．そのうえで動作ごとに痛みを回避する方法を指導し，痛みによる精神的ストレスを軽減させる．また，股関節への圧力の減少や，痛みを増強させないために，杖の使用，動作方法，生活環境を指導するとよい（表1）．

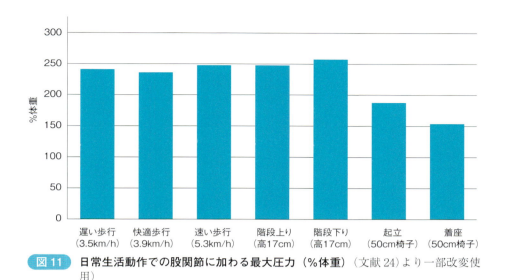

図11 日常生活動作での股関節に加わる最大圧力（%体重）（文献25）より一部改変使用）

表1 股関節へ加わる圧力の変化（文献25～27）より改変使用）

動作	股関節へ加わる圧力の変化
T字杖の使用	歩行（独歩）と比較し**13％減少**[25]
T字杖と手すりでの階段昇段（2足1段）	階段昇段（1足1段）と比較し**57％減少**[26]
T字杖と手すりでの階段降段（2足1段）	階段降段（1足1段）と比較し**76％減少**[26]
荷物の持ち方	患側に荷物を持つと**3％減少**[27] 健側に荷物を持つと**22％増加**[27]
高い椅子（56 cm）からの起立	低い椅子（38 cm）からの起立と比較し**61％減少**[25]

4-2 術前の精神的不安の軽減とモチベーションの向上

　手術後の痛みや身体機能についての一般的な経過を示すことで，術後経過の理解を促し，精神的不安を軽減させる．術後は一部のスポーツ活動（p107の「7-4. 身体機能の維持・向上のためのコンディショニング」を参照）への参加が可能となってきているため，術前に不可能，もしくは控えていたスポーツ活動にTHA術後は参加できる可能性があることを提示し，モチベーションの向上に役立てる．

> **エキスパートのコツ**
> 患者個々の術前・術後の状態を考慮して，患者が達成困難な期待を抱いていないか注意し，手術の効果を明確に説明する必要がある[28]．

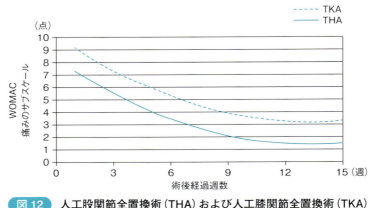

図12 人工股関節全置換術（THA）および人工膝関節全置換術（TKA）の痛み回復過程（文献29）より一部改変使用）

1）痛みと身体機能の回復過程の提示

術後の翌日から3週間は、手術侵襲による痛みが一時的に増大するが、徐々に痛みは軽減し、術後3カ月で軽度になる（図12）[29]。われわれの調査では、術前51%（100%：痛みなし）であった痛みが、術後3カ月で93%、12カ月で96%、24カ月で97%という推移で改善した[30]。

また、術前47%（100%：ADLで困難なし）であった身体機能は、術後1〜3カ月で74%、術後6カ月で81%になるとの報告がある[31]。われわれの調査では、術前57%であった身体機能が、術後3カ月で90%、12カ月で93%、24カ月で94%という経過で改善した。しかし、術後24カ月経過しても、靴下着脱動作、重いものを持つなどの重労働、階段の昇段動作において困難を感じている患者は少なくない[30]。これらの情報を患者にわかりやすく説明し、術後の痛みと身体機能回復のイメージ形成を援助する。

2）手術に対する期待、抱きやすい不安に対するアプローチ

THA術前の患者が、手術を行うことで、どのようなADLの改善に期待しているかを把握し、術後の治療プログラムの立案に役立てる。また、手術に対して抱きやすい不安を把握し、患者教育を行うことで精神的不安の軽減を図る。

a. 手術に対する患者の期待と、それに対するアプローチ

術前に、患者が手術に対して改善を期待している症状や動作能力は複数ある（表2）[32]。これらを把握したうえで、術後の治療や指導の内容を重点に検討しておく必要がある。

b. 手術に対する患者の不安と、それに対するアプローチ

患者は股関節の手術を受けるにあたり、さまざまな不安を抱えている（表3）[33]。THAを

表2　手術に対する患者の期待

1位	歩行能力の改善	9位	靴および靴下着脱動作の改善
2位	日中の痛みの軽減	10位	自宅外での日常生活動作の改善
3位	立位能力の改善	11位	精神的健康の向上
4位	車やバスの乗り降りの改善 椅子からの起立着座動作の改善 ベッドからの離床・臥床能力の改善	12位	爪切り動作の改善
		13位	薬の不使用
		14位	杖などの補助具の未使用
5位	跛行の改善	15位	社会的活動への参加
6位	夜間時痛の軽減	16位	スポーツ活動への参加
7位	自宅での日常生活動作の改善	17位	労働能力の改善
8位	階段昇降動作の改善	18位	性生活の改善

表3　手術に対する患者の不安

① 手術直後の痛み
② 回復までの長さ
③ レクリエーション活動に戻れる能力
④ 脱臼の危険性
⑤ 自分が望む歩行能力への回復
⑥ 階段昇降能力の改善

受ける患者は人工膝関節全置換術を受ける患者と比べて，仕事の復帰，脱臼，更衣動作についてより大きな不安を抱いていることが多い[34]．

　術前の不安やうつ症状は，術後の患者満足度，関節機能，身体機能に悪影響を及ぼす[35]．そこで術前に，口頭での指導，パンフレット，ビデオを用いて，入院中の生活（手術方法，投薬，麻酔，輸血，離床時の注意について），退院に向けての準備，退院後の生活について指導を行うことで，術前と術後の不安を軽減させる[36]．さらに，術後の痛みや身体機能の回復過程，手術方法を十分に理解し指導する．

3）術後合併症に対する患者教育

　術後脱臼は重篤な合併症の一つである．脱臼の発生率は初回THA患者で0.5〜6％，再THA患者で6〜10％と報告されている[37]．術後脱臼について，①脱臼するリスクは低いこと，②術後期間が一定期間経過すると脱臼率が減少すること，③脱臼を回避する動作を学ぶことで脱臼を予防できることを術前に説明する．脱臼の原因，発生メカニズム，術式の違いによる回避動作については後述する（本章の「第6節　術後の入院リハビリテーション」を参照）．

a．術後脱臼の発生時期についての説明

　術後脱臼は術直後から長期間経過しても発生するが，特に術後早期（4〜5週）に発生しや

表4 脱臼減少を図るためのポイント

①インプラントの模型を用いた脱臼リスクの説明
②脱臼しやすい股関節の可動方向と可動域の説明
③3カ月前より足を組む姿勢をとらないよう指導
④靴の着脱動作，車の乗り降り動作，椅子からの起立・着座動作などの日常生活動作においての脱臼回避動作の指導
⑤自宅での運動療法の指導

表5 脱臼が発生しやすい日常生活動作の割合

動作	割合
①股関節の深屈曲・内転運動時	34%
②深く椅子に座る動作	13%
③しゃがみ込み動作	13%
④起き上がり動作	12%
⑤ベッド上での寝返り動作	8%
⑥歩行中	5%
⑦不明な動作	14%

すく，脱臼した患者のうち75%が術後3カ月以内で脱臼し，それ以降では減少する[38,39]．そのため脱臼リスクの高い時期を把握し，特に注意すべき時期などを教育しておく．

b. 術前の脱臼回避動作指導

術前に脱臼に関する教育を行った群（脱臼率0.8%）と教育を行わなかった群（脱臼率2.1%）では，教育を行った群で脱臼率が減少する[40]．脱臼率の減少を図るための説明にはいくつかのポイントがあるので表4を参照．

c. 脱臼が発生しやすい日常生活動作の説明

どのようなADLで脱臼しやすいかを把握し，患者教育に役立てる．最も脱臼しやすい動作は，股関節の深屈曲・内転運動時や深く椅子に座る動作である（表5）[41]．

注意点 THA術前に脱臼について詳しく説明しすぎると，「手術して大丈夫か？」などの精神的不安を助長する可能性があるため，患者個々の脱臼リスクや性格を考慮し，過剰な教育は避ける視点も必要である．

文献

1) Vaz MD, et al：Isometric hip abductor strength following total hip replacement and its relationship to functional assessments. *J Orthop Sports Phys Ther* **18**：526-531, 1993
2) Gilbey HJ, et al：Exercise improves early functional recovery after total hip arthroplasty. *Clin Orthop Relat Res* **408**：193-200, 2003
3) Rooks DS, et al：Effect of preoperative exercise on measures of functional status in men and women

undergoing total hip and knee arthroplasty. *Arthritis Rheum* **55**：700-708, 2006
4) Arokoski MH, et al：Hip muscle strength and muscle cross sectional area in men with and without hip osteoarthritis. *J Rheumatol* **29**：2185-2195, 2002
5) Holstege MS, et al：Preoperative quadriceps strength as a predictor for short-term functional outcome after total hip replacement. *Arch Phys Med Rehabil* **92**：236-241, 2011
6) Lee JH, et al：Different hip rotations influence hip abductor muscles activity during isometric side-lying hip abduction in subjects with gluteus medius weakness. *J Electromyogr Kinesiol* **24**：318-324, 2014
7) Willcox EL, et al：The influence of varying hip angle and pelvis position on muscle recruitment patterns of the hip abductor muscles during the clam exercise. *J Orthop Sports Phys Ther* **43**：325-331, 2013
8) Yoshio M, et al：The function of the psoas major muscle：passive kinetics and morphological studies using donated cadavers. *J Orthop Sci* **7**：199-207, 2002
9) Lewis CL, et al：Effect of position and alteration in synergist muscle force contribution on hip forces when performing hip strengthening exercises. *Clin Biomech（Bristol, Avon）* **24**：35-42, 2009
10) Holla JF, et al：Determinants of range of joint motion in patients with early symptomatic osteoarthritis of the hip and/or knee：an exploratory study in the CHECK cohort. *Osteoarthritis Cartilage* **19**：411-419, 2011
11) Arokoski MH, et al：Physical function in men with and without hip osteoarthritis. *Arch Phys Med Rehabil* **85**：574-581, 2004
12) Steultjens MP, et al：Range of joint motion and disability in patients with osteoarthritis of the knee or hip. *Rheumatology（Oxford）* **39**：955-961, 2000
13) 相澤純也，他：変形性股関節症患者における主観的動作能力と股関節及び腰椎の可動域との関連．Hip Joint **35**：159-163, 2009
14) Heiberg KE, et al：Recovery and prediction of physical functioning outcomes during the first year after total hip arthroplasty. *Arch Phys Med Rehabil* **94**：1352-1359, 2013
15) 奈良　勲，他（編）：系統別・治療手技の展開 改訂第2版．協同医書出版社，2007，pp133-135
16) Hoeksma HL, et al：Comparison of manual therapy and exercise therapy in osteoarthritis of the hip：a randomized clinical trial. *Arthritis Rheum* **51**：722-729, 2004
17) 日本整形外科学会診療ガイドライン委員会，変形性股関節症ガイドライン策定委員会（編）：変形性股関節症診療ガイドライン．南江堂，2008，pp39-41
18) Lee, DG：The Pelvic Girdle：an approach to the examination and treatment of the lumbopelvic-hip region. Churchill Livingstone, Edinburgh, 2010, pp91-128
19) Khan AM, et al：Hip osteoarthritis：where is the pain? *Ann R Coll Surg Engl* **86**：119-121, 2004
20) van Baar ME, et al：The effectiveness of exercise therapy in patients with osteoarthritis of the hip or knee：a randomized clinical trial. *J Rheumatol* **25**：2432-2439, 1998
21) Tak E, et al：The effects of an exercise program for older adults with osteoarthritis of the hip. *J Rheumatol* **32**：1106-1113, 2005
22) Foley A, et al：Does hydrotherapy improve strength and physical function in patients with osteoarthritis-a randomised controlled trial comparing a gym based and a hydrotherapy based strengthening programme. *Ann Rheum Dis* **62**：1162-1167, 2003
23) 大橋弘嗣，他：変形性股関節症に対する運動療法の中期成績．*Hip Joint* **29**：663-667, 2003
24) Bergmann G, et al：Hip contact forces and gait patterns from routine activities. *J Biomech* **34**：859-871, 2001
25) Hodge WA,：Contact pressures from an instrumented hip endoprosthesis. *J Bone Joint Surg Am* **71**：1378-1386, 1989
26) Timothy LF, et al：Examining Shibboleths of Hip Rehabilitation Protocols Using in vivo Contact Pressures from an Instrumented Hemiarthroplasty. *Physiotherapy* **81**：533-540, 1995
27) Bergmann G, et al：Hip joint forces during load carrying. *Clin Orthop Relat Res* **335**：190-201, 1997

28) Palazzo C, et al：Determinants of satisfaction 1 year after total hip arthroplasty：the role of expectations fulfilment. *BMC Musculoskelet Disord* **15**：53, 2014
29) Kennedy DM, et al：Preoperative function and gender predict pattern of functional recovery after hip and knee arthroplasty. *J Arthroplasty* **21**：559-566, 2006
30) 石井健史，他：人工股関節全置換術術後の疼痛および身体機能の回復過程．第33回東京都理学療法士学会，2014
31) Maaike M：Recovery of Physical Functioning After Total Hip Arthroplasty：Systematic Review and Meta-Analysis of the Literature. *Phys Ther* **91**：615-29, 2011
32) Scott CE, et al：Patient expectations of arthroplasty of the hip and knee. *J Bone Joint Surg Br* **94**：974-981, 2012
33) Trousdale RT, et al：Patients' concerns prior to undergoing total hip and total knee arthroplasty. *Mayo Clin Proc* **74**：978-982, 1999
34) Moran M, et al：Evaluation of patient concerns before total knee and hip arthroplasty. *J Arthroplasty* **18**：442-445, 2003
35) Duivenvoorden T, et al：Anxiety and depressive symptoms before and after total hip and knee arthroplasty：a prospective multicentre study. *Osteoarthritis Cartilage* **21**：1834-1840, 2013
36) McDonald S, et al：Pre-operative education for hip or knee replacement. *Cochrane Database Syst Rev*, CD003526, 2014
37) Jolles BM, et al：Posterior versus lateral surgical approach for total hip arthroplasty in adults with osteoarthritis. *Cochrane Database Syst Rev*, CD003828, 2006
38) Leichtle UG, et al：Dislocation after total hip arthroplasty：risk factors and treatment options. *Acta Orthop Traumatol Turc* **47**：96-103, 2013
39) Ali Khan MA, et al：Dislocation following total hip replacement. *J Bone Joint Surg Br* **63**：214-218, 1981
40) Lübbeke A, et al：Influence of preoperative patient education on the risk of dislocation after primary total hip arthroplasty. *Arthritis Rheum* **61**：552-558, 2009
41) Leichtle UG,：Dislocation after total hip arthroplasty：risk factors and treatment options. *Acta Orthop Traumatol Turc* **47**：96-103, 2013

（古谷英孝）

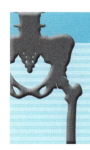

第5節 術前の入院リハビリテーション

5-1 術後プロトコルの説明

　人工股関節全置換術（THA：total hip arthroplasty）などの予定手術において，クリニカルパスを活用すると，多職種が到達目標を共有し，連携しながら介入でき，円滑な機能回復と院内の日常生活動作（ADL：activities of daily living）の拡大，在院日数の短縮が期待できる[1]．患者自身に術後プロトコルを理解させ，クルニカルパスの進行に関わってもらうために[2]，患者用クリニカルパスを実際にみせながら術後のリハビリテーションと院内のADL拡大の流れをわかりやすく説明する（表1）．

患者は術後の回復経過にネガティブなイメージをもっていることが多いため，ポジティブなイメージ形成を手助けするように説明内容を吟味しておく．

5-2 術後脱臼のメカニズムと予防についての指導

　人工股関節の脱臼はTHA術後の合併症の中で，感染症と並び重篤なものである．脱臼の発生率は手術技術とインプラントの改良により，近年では1％前後[3]（前側方進入0.7％，側方0.43％，後側方1.01％）と報告されている．前方進入の術式では，脱臼回避についての指導の必要性は低いとの意見もある[4]．しかし，脱臼リスクが高いケースがあり，低いといっても危険性がある以上，予防のためのアプローチを怠ってはならない．効果的に脱臼を予防するためにも，患者個々の術式と脱臼メカニズムを把握したうえで指導を行う．

脱臼肢位を単に回避させるだけでなく，個々の患者における脱臼の原因と危険性を把握したうえで，その患者に見合った指導を行う．また，術後は患者と対面する前に手術記録に目をとおし，脱臼に関する特別な指示がある場合には，主治医にその原因や安静度を確認しておく．

人工股関節置換術後入院治療計画書

病名　右　変形性股関節症　　　　　以下の通り説明を受けましたので同意します

患者様ご署名（代理者）　　　　　　主治医　　　　　　看護師

退院　　　月　　　日　　午前・午後

	1/9 水	1/10 木	1/11 金	1/12 土	1/13 日	1/14 月	1/15 火	1/16 水 ～ 1/17 木
	手術前日	手術当日	術後1日目	術後2日目	術後3日目	術後4日目	術後5日目	術後6日目～退院まで
処置・治療		●手術室入室から病室に帰室するまで約2～3時間程度です ●手術後よりフットポンプをつけます	●青中から入っていた痛み止めの管、前に入っていた管、尿管が抜けます ●フットポンプは24時間継続です	●フットポンプは退院まで1日14時間になります	●創部のガーゼをテープに交換します			●退院（午後2時までにお願いします） *創部の状態などにより退院日が変わることがあります
看護活動・リハビリ	●検温2回/日 ●ネームバンドをつけます ●化粧やマニキュアは落としてください ●指輪やピアスなどアクセサリーはすべて外してください ●爪は短く切っておいてください	●検温4回/日以上 ●手術1時間ぐらいに術衣に着替えます ●血栓予防のストッキングを履きます ●義歯、眼鏡などは外します ●T字帯をつけます	●検温3回/日 ●朝からピックアップ歩行を開始します *1回目の歩行は看護職員が付き添います	●検温3回/日 ●歩いてリハビリ室まで行きます（理学療法士が付き添います）	●検温3回/日 ●日中は杖歩行開始 ●夜間はピックアップ歩行を使用します	●検温1回/日 ●原則、杖歩行します	●検温1回/日	●検温1回/日 ●歩行が安定したら退院です
検査	●採血（午後2～3時に2階診察室）	●手術後採血、入室（手術室で撮影）	●採血（6時ごろ）					●採血・X線検査（祝日の場合、変更あり）
説明指導	●入院生活、手術に関する追加の説明を行います	●手術の説明を行います	●回診（朝・夕） ●必要時経過説明を行います			看護師から退院後の生活指導と創の処置の仕方の説明があります 午後、理学療法士がビデオを使って退院生活指導を行います		
注射・点滴		●起床後、点滴を開始し、手術まで続けます ●手術後まで点滴は継続です	●抗生物質の点滴は午前9時～10時、午後7時～8時ごろに行います		●術後3日目の夜で抗生物質の点滴は終了です			
内服	●持参薬・常用薬は、今までどおり服用してください ●午後9時以降は水分の摂取は原則禁止です（寝る前に内服）	●朝に内服する薬は、看護師が説明します ●手術後は水はないでください ●手術後2時間以降は水分の摂取可能、夕食はお粥になります	●鎮痛剤が5個処方されます 血栓予防の薬が28日分処方されます ※今まで飲んでいる薬は継続（血圧の薬は看護師に確認）					●退院のお薬は鎮痛剤（希望者）、鉄剤、消毒液、血栓予防薬（術後28日で終了）になります
食事	●昼食は午前12時、夕食は午後6時ごろ常食です ●午後9時以降は水分の摂取禁止です	●手術前は水はいないでください ●手術後2時間以降は水分摂取可能となり、夕食は原則お粥になります	●朝食は午前8時ごろお粥で、昼食から常食になります					
排泄		●手術前に排尿をすませてください ●手術後は尿管が入っています	●朝、尿管を抜きます ●ピックアップ歩行でトイレに行けます		●日中は杖でトイレに行けます			
清潔	●午後、洗髪・シャワーをすませておいてください ●午後4時までにお願いします		●看護職員が介助しシャワーします	●洗髪・足浴は可能 ●蒸しタオルによる清拭	●ガーゼをテープに交換後シャワーできます			●創部テープ抜去後は、そのままシャワーできます ●シャワー後は消毒してください

表 1　患者用クリニカルパス

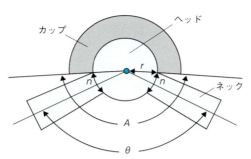

図1 人工股関節とオシレーションアングル
（文献7）より引用）

人工股関節のカップ内縁とネックのインピンジメントが生じるまでの可動域θがオシレーションアングルである

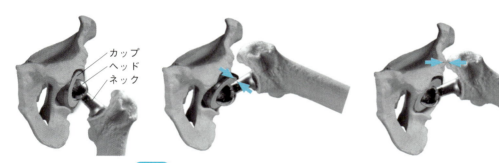

図2 人工股関節のインピンジメント（文献6）より引用）

人工股関節のインピンジメントは，カップ内縁とネックのインピンジメント（中央）と，骨突出部とネックのインピンジメント（右側）に分けられる

1）オシレーションアングルとインピンジメント

　オシレーションアングル（oscillation angle）とは，人工股関節のカップ内縁とネックのインピンジメント（衝突；impingement）が生じるまでの可動域のことである[5〜7]（図1）．人工関節のデザインは，オシレーションアングルを増大させるために改良されてきているが可動域自体には限度がある．インピンジメントは「屈曲，内転，内旋」「伸展，外旋」で生じやすく，これらの複合運動はTHA後の脱臼肢位（禁忌肢位）とされている．

　インピジメント（図2）は，①カップ内縁とネックのインピンジメント（prosthetic impingement）と，②骨突出部とネックのインピンジメント（bony impingement）の2タイプに分けられる．手術で骨棘が除去されている場合は，①のみであるが，骨棘が残っており術中の脱臼テストで②が生じた場合は，脱臼予防の指導をより慎重に行う．

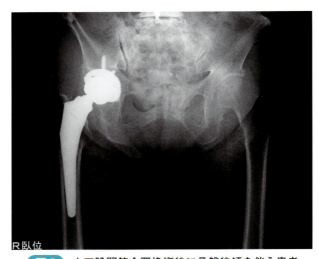

図3 人工股関節全置換術後に骨盤後傾を伴う患者

骨盤後傾を伴う患者ではカップの相対的な位置関係が変化し，カップのヘッドに対する被覆率は低減する．そのため過伸展による後方インピンジメントに注意を要する

2）脱臼のリスクファクター

　脱臼のリスクファクターとしては，インピンジメントのほかにカップの設置角度，骨盤アライメント，外転筋力，ヘッド径があげられる．特に前方開角が大きすぎるなど，カップの設置状態に不良がある場合や，脊柱後弯と骨盤後傾がある高齢者の場合は，インピンジメントの可能性が高まるため注意する．例えば，骨盤後傾位に対しては，カップのヘッドに対する前外側の被覆率が低減し後方でのインピンジメントが生じやすくなるため（図3），過大な股関節伸展を避けるような指導が重要になる．大きな骨頭径のステムを使用した場合はヘッドがカップを乗り越えるまで高さが大きくなり，オシレーションアングルが増大するため脱臼予防には有利になる（図4）．また，外転筋などの軟部組織の緊張は，カップに対してヘッドを求心位に保つように働くため，筋の緊張が低い場合では脱臼の危険性は高まる．

エキスパートのコツ　カップの実際の角度は，姿勢の影響を強く受けるので動作中に骨盤（カップ）と大腿骨（ステム）の相対的な位置関係がどのように変化するのかをイメージすることが大切!!

3）脱臼回避動作の指導

　脱臼のメカニズムを十分理解したうえで，インピンジメントが生じやすい運動・動作（禁忌肢位）と，これを回避する安全な運動・動作（脱臼回避動作）を患者に指導する．動作指

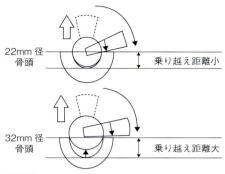

図4 ヘッド径による乗り越え距離の違い

大きなヘッド径のインプラントを使用すると，ヘッドがカップを乗り越えるまでの距離が大きくなるため脱臼予防には有利である．しかし，ヘッドとカップの接触面積が大きくなるため，より摩耗は生じやすい．

導の前には，「脱臼肢位は，なぜとってはいけないのか？」という患者の疑問に対して，脱臼の発生メカニズムや問題について事前にわかりやすく説明しておく．しかし，脱臼について過剰に説明すると，患者に不要な精神的不安を抱かせることがあるため，おのおのの患者の性格や理解度を考慮して指導する．

THAは側方進入の術式では「屈曲，内転，内旋」，前方進入の術式では「伸展，外旋」の複合運動で脱臼が生じやすいとされてきた．しかし，どちらの術式においても前述の2つの複合運動でインピンジメントが生じうる．近年，普及してきた最小侵襲人工股関節全置換術（MIS-THA：minimally invasive surgery-total hip arthroplasty）においては軟部組織への侵襲が少ないため，軟部組織の低緊張に起因する脱臼リスクは比較的に低いが，インピンジメントが生じないわけではない．

禁忌肢位や脱臼回避動作は，写真やイラストを用いて，わかりやすく説明したパンフレットやリーフレットを患者とともに確認しながら，実際にデモンストレーションを行い指導するとよい（図5）．必要に応じて，家族やヘルパーに対しても指導する．

4）術後早期の病棟内でのADL指導

術後の安全でスムーズな離床のために必要となる動作について，術前から確認し，必要に応じて練習させておく．練習をしておくべき主なADLは，①外転枕を用いた寝返り，②ベッド上の起き上がりから端座位，③歩行器歩行である（図6）．すべての動作において，体幹の分節的な回旋を避けて，上部体幹と骨盤を一体としながら動くように指導する．この際，患者には「胴を捻じらないように」と説明すると理解が得られやすい．

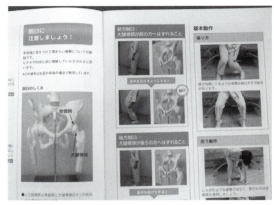

図5 脱臼予防の指導に用いるパンフレット

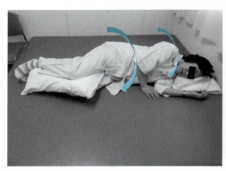

a．枕を用いた寝返り動作

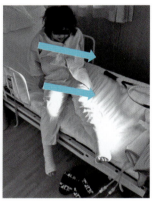

b．ベッド昇降

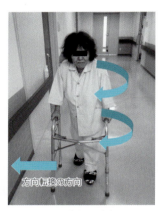

c．歩行器歩行

図6 術後離床に必要なベッド上および病棟内での動作指導
いずれも方向転換時に上部体幹と骨盤が一体となって動作するように指導する

看護師による入院説明と重複すると患者に余計な負担をかけるため，事前に他職種と説明の役割分担について確認しておく．

5-3 術前評価（スクリーニング）

　術前は股関節機能を改めて評価する．体幹や膝関節は，股関節機能を代償することによってなんらかの機能障害や左右差を認めることが多いため，これらの部位に対するスクリーニングも行う．詳細な評価を行う時間がない場合でも，手術直前の全体像は把握し，術後のクリニカルパスの進行を阻害する問題がないか確認するためのスクリーニングは怠らない．

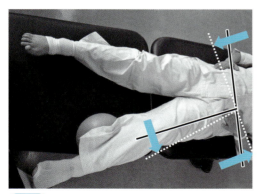

図7 左股関節外転可動域計測時の骨盤傾斜による代償運動

ボールを用いた自動運動時の代償運動の1例．ボールまたは徒手にて自動介助運動を行わせ，代償運動の生じるおおよその角度を確認する．その上で骨盤の前方・側方傾斜による代償に注意して関節可動域を計測する

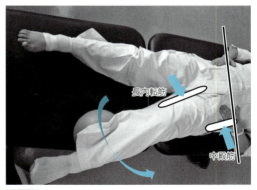

図8 自動運動時の筋収縮や関節運動のコントロール評価

ボールを用いた左股関節の外転運動の1例．外転運動時に，主動作筋（中殿筋）の収縮と拮抗筋（長内転筋）の円滑なリラクセーションが得られるか触診をする．大腿直筋による代償運動として，股関節外旋位での外転運動が生じることがある．目視でも代償運動を確認し，主動作筋と拮抗筋の筋活動と合わせて，関節運動のコントロール状態を確認する

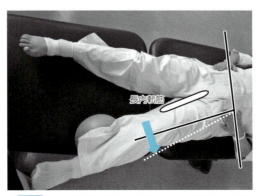

図9 左股関節外転可動域の制限因子の確認

左股関節の外転運動が内転筋により制限されている場合，内転筋が脱力した時に関節可動域がさらに拡大するのか，または骨性の最終域感が触知されて関節可動域が拡大しないかによって，関節可動域制限の制限因子を判別する

1）股関節の機能評価

術前の股関節可動域は術後に獲得できる関節可動域（ROM：range of motion）と，その改善に要する期間に影響する[7]．代償運動に注意しながらROMを計測する（図7）．その際，角度を計測しながら，筋緊張や最終域感（end feel）を確認してROM制限の制限因子を推察する（図8, 9）．緊張が高まりやすい大腿直筋，大腿筋膜張筋，内転筋の硬度や圧痛をチェッ

クする．骨性の制限が明らかなケースでは筋の短縮を伴うことが多いため，術後のROM獲得に時間を要する．

脚長差についても改めて評価しておく．また，手術による脚延長の予定についても確認しておき，術後の状態を推察しておく．さらに下肢周径も計測し，左右差が大きく明らかな筋萎縮があるケースでは術後の筋力回復に時間を要するため，術後のアプローチ方法を検討しておく．

2）バランス能力

術後の患者では，術後6カ月目の歩行能力に術前のバランス能力（timed up and go test）が影響する[8]．そのため，術後の歩行獲得や病棟のADL拡大が阻害するようなバランスの不良がないかスクリーニングしておく．術後の一定期間は，術側下肢の支持性不足を非術側下肢で代償することになるため，非術側下肢のバランス能力として片脚立位の時間やアライメントをみる（図10a）．また，運動器以外のバランスへの影響を考慮して，ロンベルグ徴候を確認し，神経学的（前庭系含む）な問題がないかも確認しておく（図10b）．

術前評価は術後の機能回復予測や介入計画の立案のために重要である．しかし，手術前日は病棟生活や手術に関する説明や準備があり時間的な余裕があまりない．患者への精神的な負担も避けたい．そのため，術直前の評価では評価項目に優先順位をつけ，術後リハビリテーションを阻害すると考えられる問題のスクリーニングにとどめる視点も重要である．

3）体幹・他関節の機能評価

体幹は股関節と隣接しているためhip spine syndromeに代表されるような代償性の障害が生じやすい．THAに至る主な原因疾患としては変形性股関節症，急速破壊型股関節症，大腿骨頸部骨折があり，発症からTHAまでの期間は異なる．罹患期間が長い患者では術後も体幹機能障害が残りやすいため，術前に確認しておく（図11～13）．

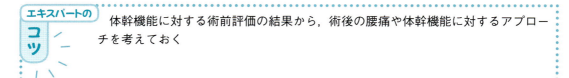
体幹機能に対する術前評価の結果から，術後の腰痛や体幹機能に対するアプローチを考えておく

そのほか，股関節の屈曲位拘縮や内転位拘縮を有する患者の立位・歩行では，膝関節による代償運動が生じやすい．股関節の屈曲位拘縮がある患者は膝関節屈曲位での立位姿勢をとる（図14a）．このような患者では，膝関節伸展制限を有することが多いためROMも確認し

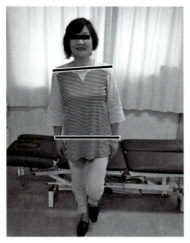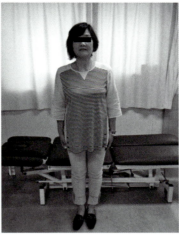

a．片脚立位時間　　　　b．ロンベルグ徴候

図10 バランス能力のスクリーニング

健側の片脚立位時間は，保持時間のほかに姿勢の崩れが体幹と股関節のどちらから始まるのか，姿勢の立ち直りが可能かを確認しておく．また，運動器以外の神経学的な要素によるバランス能力低下の有無を確認する

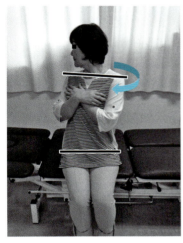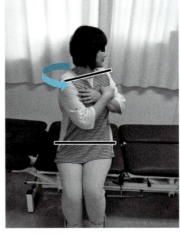

図11 体幹機能のスクリーニング①―体幹回旋の左右差の確認

体幹回旋の左右差がある場合，骨盤回旋による代償運動を伴いやすいので注意する．どうしても代償運動が生じる場合は，徒手にて骨盤を固定して体幹回旋を行わせる

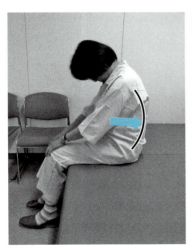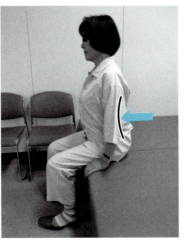

図12 体幹機能のスクリーニング②―腰椎の前弯および後弯

体幹機能の左右差の有無を確認する．腰椎の前弯および後弯の可動性は，術後の姿勢に影響するため，特に注意して評価する

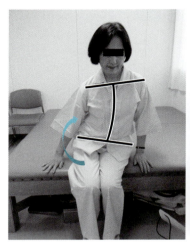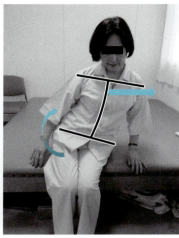

図13 体幹機能のスクリーニング③―腰方形筋の活動の左右差の確認

体幹の骨盤挙上に伴って体幹の側屈が可能かを確認する．筋収縮が円滑に得られない場合は，体幹を傾けて骨盤を挙上する現象がみられる

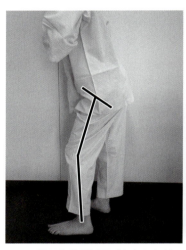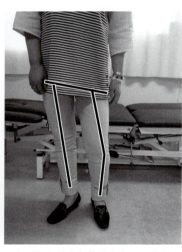

a．股関節伸展制限が高度な患者　　b．股関節内転拘縮を有する患者

図14 膝関節屈曲で代償した立位姿勢

股関節屈曲位拘縮がある患者は，立位で代償的に患側の膝関節を屈曲しやすく（a），また内転位拘縮があると，健側の膝関節を屈曲しやすい（b）

ておく．股関節の内転位拘縮がある患者では，骨盤傾斜による見かけ上の脚長差を反対側の膝関節の屈曲により代償することが多い（図14b）．このような場合は，反対側の膝関節伸展を含めてROMを計測しておく．さらに，手関節や手指の機能をスクリーニングし，術後に杖や歩行器での歩行が問題なくできるか確認しておく．特に，基礎疾患が関節リウマチの患者では上肢・膝関節・足部の状態を詳細に評価しておく．また手根管症候群を有し，握力に問題がある患者ではロフストランド杖などを準備し，使用法についても簡単に説明をしておくとよい．

注意点　手関節や手指に痛みを訴える患者は，杖の不適合や誤使用があることが少なくないため，これらを術前に確認しておく．

4）循環機能の術前評価（スクリーニング）と管理

　近年，患者の高齢化に伴い，THAの原因疾患以外に複数の併存症を有する場合が多くなっている．代表的な併存症の一つとして心疾患があげられ，術後リハビリテーションの阻害因子となりうる[9]．心疾患に変形性関節疾患を合併している場合は，心負荷が高まりやすく，循環機能の面からADL拡大の遅延が生じやすい[10]ので注意しておく．

文献

1) 森田定雄：リハビリテーション医療のクリニカルパス―人工股関節全置換術．総合リハ　**36**：94-96, 2008
2) Mertes SC, et al：Integrated care pathways in lower-limb arthroplasty：are they effective in reducing length of hospital stay? *Int Orthop* **37**：1157-1163, 2013
3) Kwon MS, et al：Dose surgical approach affect total hip arthroplasty dislocation rates? *Clin Orthop Relat Res* **447**：34-38, 2006
4) Restrepo C, et al：Hip dislocation：are hip precautions necessary in anterior approaches? *Clin Orthop Relat Res* **469**：417-422, 2011
5) 飯田寛和：脱臼予防におけるソケットデザインの影響．整・災外　**56**：1273-1279, 2013
6) Malik A, et al：Impingement with total hip replacement. *J Bone Joint Surg Am* **89**：1832-1842, 2007
7) Yoshimine F：The influence of oscillation angle and the neck anteversion of the prosthesis on the cup safe-zone that fulfills the criteria for range of motion in total hip replacement. The required oscillation angle for an acceptable cup safe-zone. *J Biomech* **38**：125-132, 2005
8) Nankaku M, et al：Preoperative prediction of ambulatory status at 6 months after total hip arthroplasty. *Phys Ther* **93**：88-93, 2013
9) 濱西道雄，他：THA周術期　循環疾患におけるハイリスク症例における人工股関節置換術．日本人工関節学会誌　**42**：501-502, 2012
10) 大槻桂右：理学療法の介入による心疾患症状を有した変形性膝関節症患者の循環応答の変化．心臓リハ　**16**：207-212, 2011

〈池田　崇〉

第6節　術後の入院リハビリテーション

6-1　円滑な離床に向けた合併症の予防と意識づけ

1）深部静脈血栓症の予防

　深部静脈血栓症（DVT：deep vein thrombosis）は，股関節脱臼および深部感染とともに人工股関節全置換術（THA：total hip arthroplasty）後の重篤な合併症である．DVTの予防には，物理療法としてフットポンプによる間欠的圧迫，薬物療法として抗凝固薬や血栓予防薬（フォンダパリヌクスナトリウム）が用いられることが多く，運動療法としては麻酔から覚醒した後に足関節の底屈・背屈自動運動を積極的に行わせるとよい（図1)[1]．なお，全身麻酔下での手術の場合は腹式呼吸を併せて指導し，無気肺の予防に努める．

2）術後の安静臥床による腰痛・下肢痛の予防

　術後は，安静臥床や体動制限により腰痛や下肢痛が生じやすい[2,3]．術後早期の外転枕による股関節内転制限は，脱臼を予防するために用いられるが，下肢の動きを制限し，寝返りなどのベッド上の動作全般を制限するため，腰背筋や下肢筋の緊張性の痛みの原因となりやす

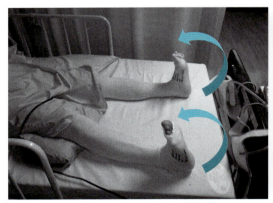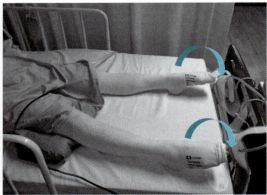

図1　足関節の底屈・背屈自動運動
深部静脈血栓症の予防を目的に，ベッド上で足関節の底屈・背屈自動運動を30分おきに数十回行わせる

い．スムーズな離床のためには，動作に影響する腰痛や下肢痛を予防しておく．

また，術後は麻酔覚醒後に気分不快，血圧低下，頭痛などがないことを確認し，ベッドアップ・ダウンにより同一姿勢を長時間とらないように指導する．腹横筋や殿筋群の収縮と弛緩を繰り返し行わせ，股関節周囲や背筋群の過緊張状態を抑制して痛みを予防する（図2）．術後早期のスムーズな歩行獲得のためには，全身状態が安定し，痛みがコントロールされていれば，離床の準備としてベッドサイドでの端座位や立位の練習へと積極的に進める（図3）[4]．

3）リハビリテーション開始に向けての意識づけとエンパワーメント

術後のベッド上での運動や離床動作練習は，その後のリハビリテーションへの意識づけとなる．全身状態が不良で運動が困難な場合でも，翌日の状態や動作能力を推察し説明しておくとよい．また，翌日からのリハビリテーションの進め方についても具体的に説明しておく．例えば，「明日から歩行器で歩く練習をします」のように，プロトコル上で予定されていることを改めて説明し，リハビリテーションに対する具体的なイメージを形成させることで漠然とした精神的不安を緩和させる．

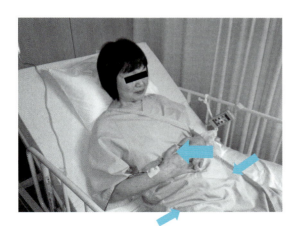

図2　腹筋群と殿筋群の収縮と弛緩

麻酔覚醒後に気分不快や血圧低下がない場合は，腹横筋や殿筋群の収縮と弛緩を行う．これにより腰痛および下肢痛を予防するとともに，リハビリテーション開始に向けての意識づけが期待できる

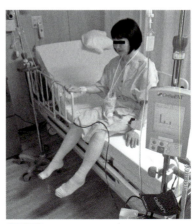

図3　人工股関節全置換術直後のベッド上端座位の様子

麻酔覚醒5時間後で疼痛・バイタルサインに問題がないため起き上がり，座位を開始．これにより同一姿勢による苦痛を訴えていたが軽減した

6-2 安全な離床・移動手段の獲得

1）離床動作の説明

病棟において，脱臼などのリスクを管理しながら安全な離床動作を獲得させる．一連の動作の手順は，術前にデモンストレーションによる指導で学習させておく．術前の指導で脱臼回避について理解している患者でも，術後の実際の身体機能や環境下では動作中に応用できない場合が多い．そのため，ていねいに改めて指導する必要がある．

a．起き上がり

起き上がり動作は，側臥位をとらずに正面に体幹を起こし，プッシュアップしながら殿部を移動させる．術側下肢の移動は，病衣を手でつかんで自身で介助させる．これが困難な場合は，自助具を用いるよう指導する．自助具としては，ガットを外したテニスラケットやバドミントンラケットが有用である（図4）．

> **エキスパートのコツ**
> 下肢を移動させる際は，過剰に努力して挙上しようとせずに，殿部の移動とともに下肢がついてくるイメージをもつように指導する．

b．立ち上がり，移乗

立ち上がり動作では，脱臼につながるような過度な股関節屈曲を回避させることがポイン

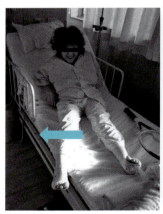
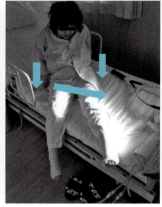
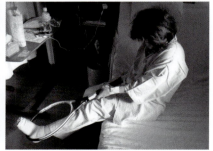

a．起き上がり後，健側下肢の移動　b．プッシュアップで殿部と術側下肢の移動　c．テニスラケットを用いた術側下肢の介助

図4　左人工股関節全置換術後患者の起き上がり指導パターンの一例
起き上がり時は正面に起き上がり，プッシュアップで殿部を移動させる

トになる．ベッド上での立ち上がり練習を開始する時には，離殿時に股関節が過度に屈曲しないようにベッドの高さを 45 cm 程度に調整しておく．立ち上がる前に殿部を前に移動し，浅く座り，術側の足部を前に出し，サイドレールやアームレストを支持させプッシュアップしながら立ち上がるように指導する（図 5）．

　移乗動作の練習を開始する際は，下肢屈曲位で中腰のまま回転しないように指導する．具体的には，立ち上がって立位をとり，足踏みで身体の向きを変えて移乗する先に殿部の方向を合わせ，術側の足部を前に出したまま座るように指導する．

2）歩行器歩行の指導

　歩行器を使用すると歩行中の支持基底面が広くなり，一定となるため転倒のリスクが低い．荷重制限がない場合は，院内での歩行器による歩行をなるべく自立させるように努める．また，歩行器による歩行では杖歩行への移行を見据えて，下肢と杖を振り出す順序や術側への荷重を学習させておく．術側下肢の荷重時痛が自制内であれば，上肢での支持量を減らしながら荷重・歩行練習を進める．

　術後早期は，立位で骨盤の前傾や術側への傾斜を認めやすい（図 6）．歩行器による歩行中は代償運動を確認しながら，術側股関節の分離運動と，骨盤・股関節中間位での荷重を学習させる（図 7）．詳細は p72 の「6-3．院内 ADL の拡大と退院に向けての実用動作の獲得」を参照．

3）脚長差の評価と補正

　術後早期の患者は，術側下肢の延長と femoral offset（大腿オフセット）の増大によって大腿筋膜張筋や大腿直筋が伸長され，股関節屈曲・外転位のアライメントをとりやすい．これによって骨盤が術側へ傾斜し，術側の下肢が長くなるような見かけ上の脚長差が生じる場合

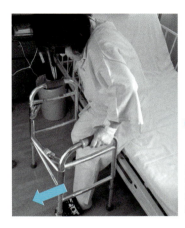

図5 ベッド上での立ち上がり

立ち上がり動作では座面に浅く座り，術側の足部を前に出して股関節が過度に屈曲するのを防ぐ．移乗時の足踏みによる方向転換は術前に指導しておく

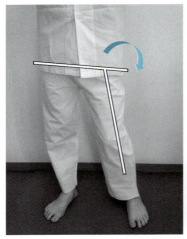 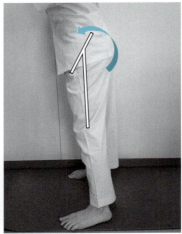

a. 術側への傾斜，股関節外転位　　　b. 骨盤の前傾

図6 術後早期にみられやすい異常姿勢

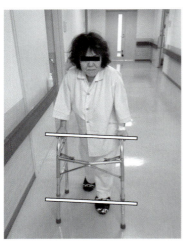 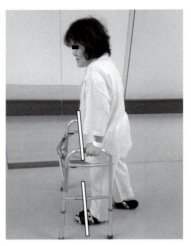

a. 正面　　　b. 側面

図7 歩行器を使用した荷重・歩行練習

単に歩行させるのではなく，術側荷重や姿勢についても指導する．歩行器のグリップを結んだ線の位置に術側下肢がくるようにすると，荷重学習が得られやすい．方向転換時は，細かく踏み返しをするよう指導し，体幹と股関節の過度な回旋を回避させる

が多い．脚長差の評価は，単純X線像での計測と下肢長の計測を併用して行う．

femoral offset：股関節の関節中心から大腿骨軸までの距離のことであり，中殿筋が作用する「てこ」の効率を改善させ，股関節外転や骨盤水平位保持に役立つ

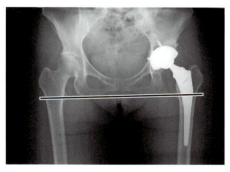 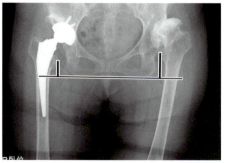

a. 左側の股関節症に対する左 THA 症例（脚長差なし）　b. 両側の股関節症に対する右 THA 症例（脚長差あり）

図8　術後の X 線像での脚長差の評価

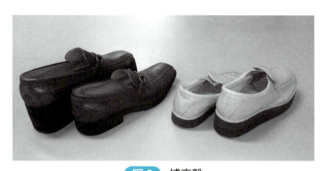

図9　補高靴

左の靴は左側に 3 cm，右の靴は右側に 2 cm 補高してある

a. X 線像での計測

X 線像での脚長差の評価では，左右の坐骨結節を結んだ線から小転子の最大突出部への垂線を引いて，その距離の差を算出する（図8）．ただし，股関節の明らかな内転・外転制限がある場合は，左右非対称なアライメントとなるため X 線像で脚長差を評価することは難しい．

b. 下肢長（棘果長）の計測

下肢長差における膝関節の影響を含めた評価として，棘果長をテープメジャーで計測する．特に骨盤前傾や術側への骨盤傾斜があると，左右の上前腸骨棘の位置を触診で特定する際にずれが生じやすいので注意する．

c. 脚長差の補正

脚長差に対しては，靴の中の踵部分のインソールや，補高靴で対応する．脚長差が 2 cm 以下の場合はインソールで対応し，それ以上の場合は補高靴を義肢装具士や業者に依頼して作製する（図9）．2 cm 以下の脚長差は股関節の筋活動に影響しない[5]との報告があるが，他関節の二次的障害，歩行能力，患者満足度を考慮して補正を検討する[6]．ニュートラルなアラ

イメントでの姿勢学習を進めていくために数mmであっても補正を怠らない．

　見かけ上の機能的脚長差に対しては補高ではなく，股関節内転・外転可動域の増大や，荷重練習により骨盤水平位での立位・歩行を学習させる．術前に股関節内転位もしくは外転位での明らかな拘縮があった場合，術後において股関節内転・外転可動域の改善に比較的長い時間を要する．このようなケースでは，骨盤傾斜が遷延化して杖歩行の獲得や動作能力を阻害してしまうことがあるため，歩行能力の向上を優先し，自覚的脚長差を考慮して補高を行い，段階的に補高を減らしていく．

> **エキスパートのコツ**
> 　見かけ上の機能的脚長差が2cmあるとして，2cm補高してしまうと反対側の股関節には外転位で荷重がかかり負荷が増加しやすい．よって，反対側の股関節のアライメントや大腿骨頭の被覆率に与える影響を考えながら補高の高さを決める．術後早期は骨盤水平位での姿勢や動作の学習を優先させ，その後に補高を調整しながら脚長差を補う．

4）術側下肢の運動学習

　術側下肢の関節運動を学習させるためには，他動的な関節可動域（ROM：range of motion）運動による単なる可動域増大ではなく，筋の活動や弛緩のコントロールを学習させ，安全で効率的な歩行や日常生活動作（ADL：activities of daily living）につなげていく．

6-3　院内ADLの拡大と退院に向けての実用動作の獲得

1）筋の収縮・弛緩，分離運動のコントロール

　術後は，早期の円滑な関節運動の獲得に向けて筋活動をコントロールするためのトレーニングを行う．まずはレジスタンストレーニングを開始する前に，筋緊張や分離運動を患者自らコントロールできるようにしておく．単一の関節や筋をコントロールするトレーニングから開始し，段階的に複数の関節や筋のコントロールを同時に要求されるような課題へと移行していく．レジスタンストレーニングでは，動作での代償運動や不良パターンを学習させないように指示・誘導する．

a．筋収縮・弛緩のコントロール

　術後の患者は，痛みに対する防御性の反応として，大腿直筋や大腿筋膜張筋などの二関節筋の筋活動が過度に高まり，股関節の後方にある短外旋筋群などの単関節筋との協調的な活動によるスムーズな関節運動が難しくなる．さらに原疾患が股関節症の場合は，神経筋の賦活量の低下を認める[7]．つまり，神経から筋への命令伝達の速度が低下しているため円滑な

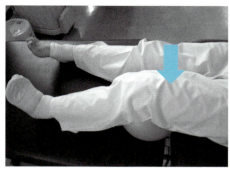 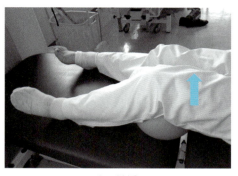

a. 収縮　　　　　　　　　　　　　　b. 弛緩

図10 大腿四頭筋の収縮と弛緩の学習

膝関節下部にボールなどを入れ，収縮した状態からの随意的な弛緩を繰り返す

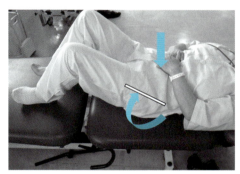 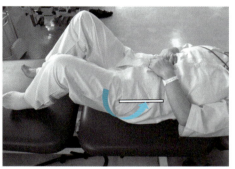

a. 収縮　　　　　　　　　　　　　　b. 弛緩

図11 大殿筋の収縮と弛緩の学習

大殿筋の収縮と弛緩を繰り返す．収縮時は肛門を閉める．腹横筋による腹部の引き込みも意識させる

筋活動が難しくなる．筋収縮・弛緩のコントロールトレーニングでは，運動学習とともに筋自体の神経生理学的な機能低下についても意識して指導する．

　大腿四頭筋に対しては，筋の最大収縮後の弛緩[8]を用いて随意的な筋収縮と弛緩を繰り返させる．患者自身が筋の収縮した状態と弛緩した状態の違いを学習できるまで反復させる（図10）．特に収縮と弛緩をした際，筋の硬度の変化を患者に触知させると理解の助けとなる．大殿筋に対しても同様に収縮と弛緩のコントロールを促す（図11）．後方進入アプローチでは，大殿筋が侵襲されているため，痛みが生じない強度で収縮させる．

b. 股関節の分離運動とニュートラルポジションのコントロール

　筋の収縮と弛緩を随意的にコントロールできるようになった後に，股関節の分離運動のトレーニングを始める．代償運動が生じないように，誘導や介助を用いながらスムーズな関節運動を学習させる．THAにより，関節の「てこ」としての効率は改善されるが，引き下げ

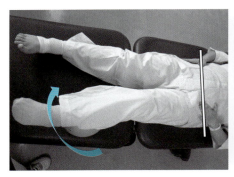 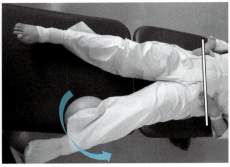

a. 内転　　　　　　　　　　　　　b. 外転

図12 股関節内転・外転の分離運動

「ボールに足の重みを預けるように」と指示する．患者自身に骨盤の位置を触知させる

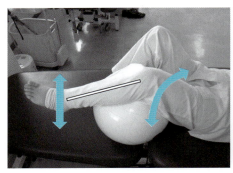 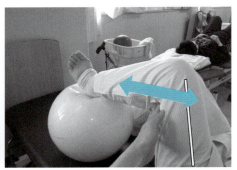

a. 股関節屈曲・伸展の反復運動　　　　b. 股関節屈曲・伸展の自動介助運動

図13 股関節屈曲・伸展の分離運動

大腿直筋の筋緊張が高いと代償運動が生じやすいので，開始前に大腿直筋の筋膨隆や硬度，膝蓋骨下制時の抵抗感を確認しておく．ボール上で下肢を「ブラブラさせる」ようにリズミカルに軽い膝関節屈曲・伸展を繰り返す（a）．その後に，股関節の屈曲・伸展運動を自動介助運動で行わせる（b）

による脚延長やfemoral offsetによる運動感覚が術前とは異なる．このため，術後に改めてニュートラルポジションや分離運動を習得するためのトレーニングを行う．

　ボール（直径20〜50 cm）やスリングを使用して，代償運動が生じないように股関節の内転・外転，屈曲・伸展，内旋・外旋の自動介助運動を行わせる（図12〜14）．運動は股関節のニュートラルポジションから始め，運動中は腸骨稜や上前腸骨棘を触知させるなどをして患者自身で骨盤のポジションを確認させる．また，膝立て臥位での膝位置，臥位での足趾（第1趾）MP関節の位置の左右差を患者自身で確認させる（図15，16）．

2）術側下肢の荷重と杖歩行のトレーニング

　THAは，手術やリハビリテーションを術前に計画して行う予定手術であり，術後早期に

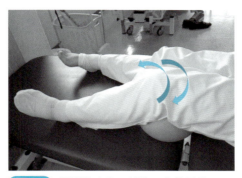

図14 股関節内旋・外旋の分離運動

骨盤の代償運動が生じないように，患者に手で骨盤を安定させる．単関節筋を主に活動させるため，二関節筋の緊張緩和にも役立つ

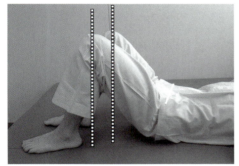
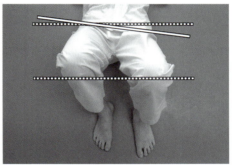

a. 見かけ上は左膝のほうが遠位にあり，脚長差があるようにみえる

b. 骨盤の位置関係を確認すると，左に傾斜していることがわかる

図15 ニュートラルポジションの確認方法①

脚長差がない患者には，膝立て臥位での膝の位置の左右差を自身で確認させる

ADLを再獲得させるよう各部門が協力してアプローチを行う．このため，術前に歩行が可能で，術直後に全荷重が許可された患者では，手術侵襲による痛みがコントロールされていれば，歩行自体の獲得はそれほど難しい課題ではない．しかし，より円滑で効率的な歩行を目指すには，下肢荷重能力を評価しながら，それに見合った歩行パターンを段階的に移行していく必要がある．ただし，再置換術，骨移植，大転子骨切りを用いた術式では，術後の荷重を制限することがある．この場合は，体重計を用いて部分荷重や免荷を学習させ，適切な歩行補助具を選択して歩行を獲得させる．

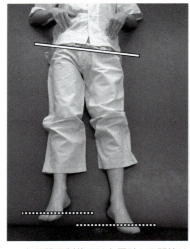
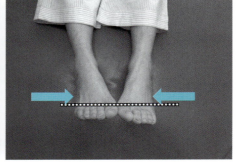

a. 左骨盤下制位では左足趾MP関節は遠位に位置している

b. 骨盤を水平位にすることにより，足趾MP関節の高位は同じになり，両側の足趾どうしをつけることが可能となる

図16 ニュートラルポジションの確認方法②

脚長差がない患者には，足趾（第1趾）MP関節の位置の左右差を自身で確認させる

> **エキスパートのコツ**
> 術前の痛みから解放されたことに満足し，跛行への認識が不足している患者は少なくない．このような患者には跛行による二次的障害の可能性についてわかりやすく説明し，荷重学習と歩行補助具による歩容コントロールに時間をかける．

a. 術側下肢への荷重練習

術側の荷重練習の前に，筋緊張のコントロールの状態を確認し，不十分な場合は収縮・弛緩のコントロールを再度行わせる．例えば，大腿筋膜張筋に過度な緊張があり，明らかに骨盤が傾斜している場合は，荷重練習を先行させると誤った荷重パターンを学習させてしまう．そこで，荷重練習は平行棒などを支持させ，歩行立脚期を分節的に再現しながら進めていく．

歩行立脚中期では，股関節に屈曲・伸展中間位，軽度内転位での荷重が要求される．この荷重能力を獲得させるためには，立位で両側の股関節を軽度外転位とし，骨盤を側方へスライドさせるようにして，股関節を軽度内転位になるまでの荷重を学習させる（図17）．

次に，踵を接地した状態から歩行立脚中期までの荷重練習を行わせる．はじめは踵荷重から歩行立脚中期までの重心移動を反復させる（図18）．この際，上肢での支持は徐々に減らし，杖を把持する程度での支持量でスムーズな重心移動ができるようになるまで練習させる．

その次に，踵接地後から足尖離地前（足趾荷重）までの荷重練習を行う．術側下肢は遊脚せずに，健側下肢をステップさせ，術側下肢における踵部から足趾への荷重位置の移動を意識させながら練習させる．

第6節　術後の入院リハビリテーション　77

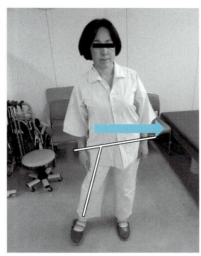
a．左側へのスライド

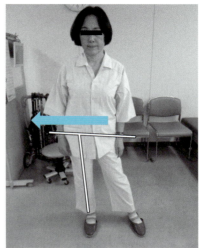
b．右側へのスライド

図17 立位での骨盤スライド

　肩幅程度に開脚した立位をとり，頭部の位置は変えずに骨盤を側方にスライドさせるようにして荷重練習を行う．体幹のみの動作とならないように誘導する

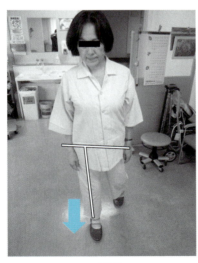
a．正面

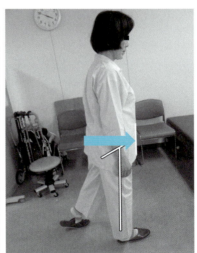
b．側面

図18 歩行立脚期の荷重練習

　股関節屈曲・伸展中間位まで荷重させる．腹部を突出し腰椎前弯を増強した姿勢にならないように注意させる

> **エキスパートのコツ**
> リスク管理上，股関節の内転が禁忌とされている場合は中間位までにとどめた荷重練習を指導する．

b. 杖歩行

基本的な荷重練習を行った後に杖歩行の練習へと進める．杖への支持量が過大な場合は，改めて平行棒支持での荷重練習を行った後に杖歩行の練習を再開する．

杖の操作・荷重・動作パターンの問題が改善された後は，より正常な歩行パターンに近づけるために2重膝作用を意識させる．特に歩行立脚後期での足趾荷重を意識づけるような指導で運動連鎖による2重膝作用を誘導していく[9]．経験の浅いセラピストは「踵からの接地」を強調して指導しがちだが，これでは膝関節を伸展位で固定したパターンになりやすい．

> **エキスパートのコツ**
> 正常歩行時の筋活動において，足趾屈筋は歩行周期の中で歩行立脚期後期に特に活動する．そのため，歩行時に足趾荷重を行うことで足趾屈筋の活動を高め，膝関節屈曲および足関節底屈を誘導するとよい．

3) セルフトレーニング

杖を使用して病棟内での歩行が自立した後には，退院後を見据えて，セルフトレーニングを積極的に取り入れながら，運動負荷量を段階的に増大させていく．

a. セルフトレーニングの指導

セルフトレーニングは，代償運動を患者自身で抑制しやすく，目的とする筋に適切な負荷がかかるものを選択する（図19, 20）．セルフトレーニングの数は数個にとどめ，反復練習を重視する[10]（図21）．

> **エキスパートのコツ**
> セルフトレーニングは写真や図を入れたパンフレットやリーフレットを用いて指導する．クリニカルパスが円滑に進んでいる場合は，患者間で実施内容に差がでないように基本的な内容は部門内で統一しておく．その理由は，患者どうしの情報の混乱を避けるためである．安静度などに特別の配慮がいる場合は，個々の患者に合わせてセルフトレーニングを選択する．

b. 筋機能のトレーニング

動作能力をさらに向上させるために筋力などの筋機能に対してトレーニングをする．筋機

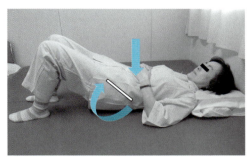
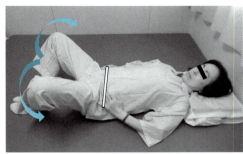

a. ヒップアップ　　　　　　　　　　　　b. 開排運動

図19　セルフトレーニングの実施①

aは大殿筋と腹筋の収縮が同時に得られるように指導する．円背がある患者では腰背部も挙上し，背筋も同時に収縮するように指導する．bは骨盤の代償運動が入らないよう，患者自身で骨盤を固定して行わせる

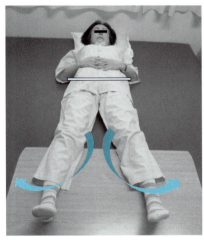
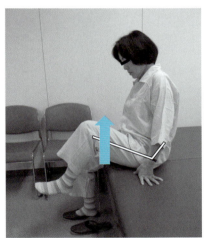

a. スライドボードを用いた中殿筋運動　　　b. 腸腰筋の抗重力運動

図20　セルフトレーニングの実施②

aは骨盤の代償運動が入らないよう，患者自身で骨盤を固定して行わせる．またその際，大腿直筋の代償運動が生じないようにやや股関節内旋で行う．なお，スライドボードは段ボールで代用してもよい．bは股関節屈曲90°未満で，体幹傾斜での代償運動が生じない範囲で行わせる

能のトレーニングでは，運動の強度や様式を調整しながら代償運動をコントロールさせる．特に外転筋などに対する筋力増強トレーニングの負荷を積極的に増大する前に，筋収縮・弛緩，代償運動のコントロールができており，C反応性蛋白（CRP：c-reactive protein）が高値でないこと（5.0未満：異化が亢進していない状態）を確認する．大腿直筋や大腿筋膜張筋，外側広筋などによる代償運動が生じやすい患者では，代償運動のコントロールを自動介助運動で反復学習させる．中殿筋や大殿筋を重点的に強化すると荷重位での股関節の安定化につながり，跛行が改善されやすい．その際，筋にかかる力学的な連鎖を考慮して，閉鎖運動連鎖（CKC：closed kinetic chain）と開放運動連鎖（OKC：open kinetic chain）を組み合

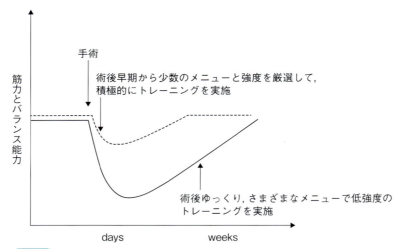

図21 運動強度と種類および開始時期の考え方（文献10)より引用）
自主トレーニングの内容は多くのものをまんべんなく行うよりも，実施した際の効果をよく考えて，少数のメニューを選択して行うほうが，より早い回復が期待できる

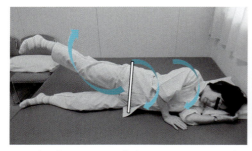
a. 中殿筋トレーニング（open kinetic chain）

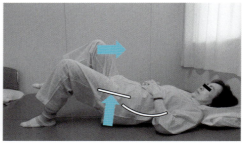
b. 大殿筋トレーニング（close kinetic chain）

図22 股関節周囲筋の筋機能のトレーニング①
aは腰方形筋による骨盤挙上や，大腿直筋・大腿筋膜張筋による股関節屈曲・外旋を抑制させる．なお，股関節屈曲位での運動を抑制するためには，体幹と骨盤を腹臥位方向に軽く傾けて行わせるとよい．
bは軽く殿部を挙上したまま足踏みを行わせるトレーニングである．なお，大殿筋と腹筋群を同時収縮させ，腰椎の伸展が増強しないように注意させる

わせると筋力増強が得られやすい[11]（図22，23）．

下肢伸展挙上（SLR：straight leg raising）は，古典的なエクササイズとして広く知られているが，大腿骨ステムヘッドやカップに大きな力学的ストレスがかかるため，適応と効果について慎重に考えて指導する[12]．

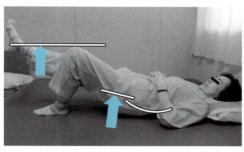 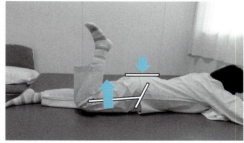

a. 大殿筋トレーニング（closed kinetic chain）　　b. 大殿筋トレーニング（open kinetic chain）

図 23　股関節周囲筋の筋機能のトレーニング②

aは片脚ブリッジで殿部を挙上させるトレーニングである．反対側下肢を振り上げて殿部の挙上を代償しないように，術側下肢の膝の高さを超えない範囲で行わせる．その際，腰椎の過度な伸展を抑制させる．bは腹臥位をとり，膝関節屈曲位で股関節を伸展させるトレーニングである．その際，体幹伸展による骨盤の浮き上がりに注意させる．はじめは大腿部がベッドからやや浮く程度の運動範囲から行わせる

 側方進入アプローチでは中殿筋，後方進入では大殿筋が，主に侵襲される．それぞれトレンデレンブルグ歩行と殿筋歩行が跛行として生じやすい．運動負荷を上げた時には，侵襲筋の収縮を触察しながら指導する．

---

c. 体幹機能のトレーニング

術後の歩行や，靴下着脱などの ADL を改善させる目的で，体幹の可動性や安定性を向上させる．術前にスクリーニングや評価で体幹機能や hip spine syndrome の有無を確認しておく．体幹の可動性が低下した状態が長く続くと，一つの動作を遂行する際に股関節に要求される可動域が増大するため，禁忌肢位を含めた代償動作が出現しやすくなるので注意する．よって，体幹機能のトレーニングとしては，①体幹回旋，②骨盤前傾・後傾および腰椎前弯・後弯，③体幹側屈を行う．

ⅰ）体幹回旋エクササイズ

体幹回旋エクササイズは，座位で骨盤と肩甲帯を固定した状態で体幹を回旋させる（図24）．その際，頸部の回旋と同期させることが脊椎の coupling motion[13] の観点から重要である．例えば，頸部が右に回旋し，胸椎以下が左に回旋した場合，頸部は右側屈，胸椎以下は左側屈を伴い可動域が小さくなってしまう．

ⅱ）骨盤前傾・後傾および腰椎前弯・後弯のエクササイズ

術前に過大な骨盤前傾，腰椎前弯のアヒル様姿勢であった患者では，術後も同様の姿勢をとりやすい．このようなアライメントは腹筋や殿筋群の筋力発揮効率に影響し[14,15]，腰痛の原因にもなる．そこで靴下着脱や爪切りでのリーチ動作において過度な屈曲による脱臼を予防するためにも胸腰椎の屈曲や骨盤の後傾を促す（図25）．この動きは，股関節屈曲制限を代償するためにも重要である．特に高齢者などで，もともと骨盤後傾が強い患者では前方脱

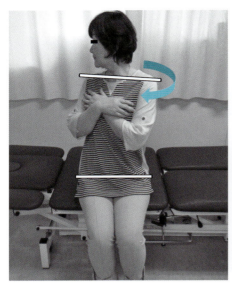 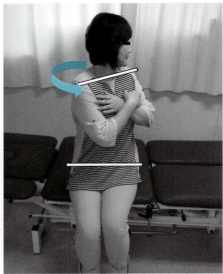

a. 右回旋　　　　　　　　　　　　　　b. 左回旋

図24 体幹回旋エクササイズ

右側人工股関節全置換術後6カ月が経過した患者．体幹の回旋可動域に左右差があり，右でより小さい

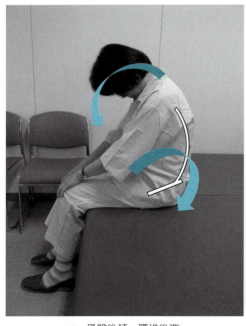 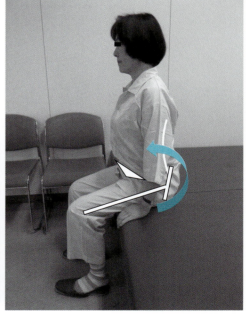

a. 骨盤後傾・腰椎後弯　　　　　　　　b. 骨盤前傾・腰椎前弯

図25 骨盤前傾・後傾および腰椎前弯・後弯エクササイズ

骨盤の前傾・後傾と腰椎の前弯・後弯を行う．腰椎後弯の時は腹部の引き込み，腰椎前弯時は股関節の屈曲と腹筋群の下部線維の収縮を意識させる．代償運動として，腰椎後弯時は胸椎の過屈曲，腰椎前弯時は骨盤後傾位での体幹のみの伸展動作が出現しやすいので注意する

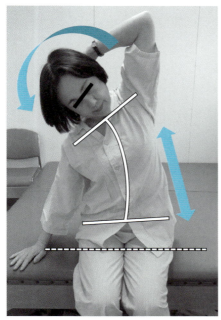 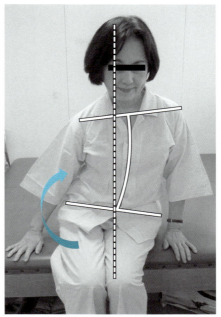

a. 体幹側屈筋（左側）のストレッチング　　　　b. 体幹側屈筋（右側）の収縮

図26 体幹側屈筋のストレッチングと収縮

aは両坐骨を左右均等に座面に接地させ，体幹を側屈させて伸張する．bは体幹を傾斜しないように注意し，正中線上に姿勢を保持して体幹側屈筋を収縮させる

臼のリスクが高まりやすい．脱臼予防と腹筋や殿筋群の筋力発揮効率を考慮して，積極的に骨盤前傾運動を行うとよい．

iii）体幹側屈エクササイズ

骨盤の側方傾斜を伴う跛行として，トレンデレンブルグ跛行やデュシュンヌ跛行がある．骨盤の側方安定性は，股関節を中心とした外転筋群，内転筋群，腰方形筋の活動のバランスにより変化する．股関節周囲筋の活動が十分であっても，左右の腰方形筋の活動のバランスが不良だと，歩行の立脚期に体幹を正中位に保持することができず，トレンデレンブルグ跛行のような異常歩行となりやすい．術前に明らかな脚長差や骨盤傾斜があった患者には，左右の腰方形筋の活動バランスや側屈可動域の左右差に対するトレーニングをより積極的に行う（図26）．

coupling motion：脊椎の回旋時には同側の側屈が，側屈時にも同側方向の回旋が自然に生じる現象．

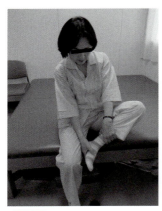

図27 足部へのリーチ動作の練習（靴下着脱の練習）

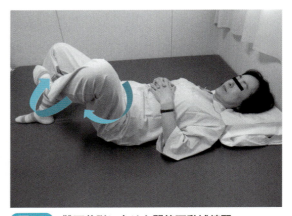

図28 靴下着脱に向けた関節可動域練習
股関節屈曲・外転・外旋の複合肢位ではインピンジメントまでの範囲が大きくなるため，この肢位で関節可動域練習と動作練習を合わせて行わせる

4）安全な日常生活動作・環境の指導

　脱臼や転倒などのリスクを管理しながらADLを改善し，安全に早く退院させるために医師・看護師・理学療法士などの多職種が協力しながらアプローチしていく[16]．患者や多職種で脱臼予防についての情報を共有するために患者教育用のパンフレットを作成・使用する．

a．靴下着脱の練習

　靴下の着脱は，股関節の過屈曲・内転・内旋のような脱臼肢位をとりやすい動作である．逆に股関節屈曲・外転・外旋の複合肢位ではインピンジメントまでの範囲が大きくなるため，この肢位で足部へのリーチ動作を指導する（図27）．特に靴下の着脱は，股関節屈曲・外転・外旋の可動域に影響[17]するため，これらを増大させるROM運動を動作練習と合わせて行う（図28）．また，股関節の動きを代償する胸腰椎の屈曲可動域も増大させる．術前から股関節屈曲可動域が明らかに小さい場合（例えば，30°程度）は，靴下着脱の獲得に長い時間がかかることを説明したうえで，胸腰椎のROM運動をより積極的に行わせ，それでも困難な場合はソックスエイドなどの自助具の使用を勧める．

> **エキスパートのコツ**
> 　市販のソックスエイドは，一般的な靴下の着脱を想定したサイズ・強度で作製されている（図29）．THA後に着用する弾性ストッキングは長く，弾性がより高いため，市販のソックスエイドで弾性ストッキングの着脱が困難な場合は，安価なプラスチック製の簡易まな板などを用いて大型のものを自作して使用を勧めるとよい（図30）．

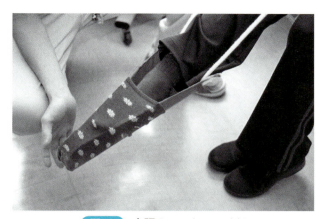

図29 市販のソックスエイド

ソックスエイドの操作は,反復練習をしておく.看護師と連携して入院中から病棟での使用を検討するとよい

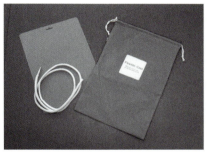

a. 材料をそろえる(プラスチック製簡易まな板,太めの手芸ひも,化学繊維製の袋)

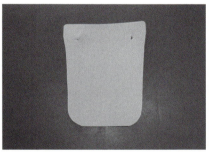

b. まな板の角を台形型にカットする.長辺側にハサミなどを使って,穴を2カ所開ける

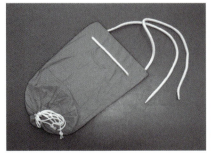

c. 袋にも2カ所穴を開け,ひもを通してから口を縛る.縛り口が裏面になるようにする

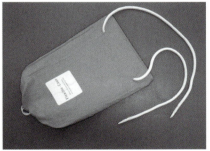

d. 完成

図30 自作のソックスエイド

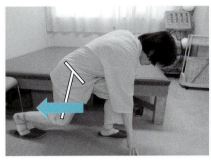
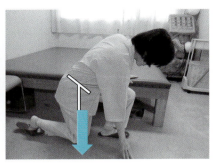

a. 術側の足部を後方に引いて股関節の過屈曲を回避する　　b. 術側の膝を床について片膝立ちとなる

図31 床上動作

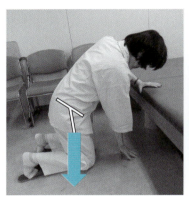
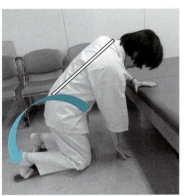

a. 両膝を床につける　　b. 体幹を過度に前傾しないように殿部を下す

図32 床上動作（正座）

正座のために両膝を床につく動作．「膝を真下に下すように」と指導すると股関節屈曲可動域が狭くても遂行が可能になる．正座へは，膝立ち位から体幹を前傾させすぎないようにして，ゆっくりと殿部を下すように指導する

b. 床上動作の練習

　床の物を拾う動作と，床での起立・着座動作（正座，こたつの使用）は，患者が困難を訴えやすく，脱臼のリスクもあるため練習したほうがよい．床の物を拾う動作は，術側の足部を後ろに引いて過度な股関節屈曲を回避させるパターン，または術側の膝を床につくパターンを指導する（図31）．両側 THA 後の患者では一側の股関節が過度に屈曲しないように，両側の膝を床につくパターンを指導する．なお，健側の股関節屈曲可動域が明らかに小さい場合でも同様のパターンを指導する．

　正座動作は，上肢でベッドやテーブルなどを支持しながら両膝を床について，過度に体幹を前傾しないように殿部を下して正座をとるように指導する（図32）．動作が円滑に実施可能であれば，上肢で大腿部を支持して膝を下す方法をとってもよい．こたつなどの床面での長座位へは，膝立ち位から四つ這い位になり，股関節を外転しながら方向を変えて長座位と

なるパターンを指導する．

c．階段昇降の練習

　階段昇降は2足1段パターンであれば，杖歩行が自立している患者は比較的容易に獲得できる．まずは，手すりを使用した2足1段パターンから練習を始める．股関節周囲筋の回復が不十分で，インプラントの二次固定が完了（p88の「b．二次固定（bone ingrowth）と歩行補助具，および活動範囲についての指導」を参照）していないうちは1足1段パターンでの昇降を積極的には推奨せず，2足1段パターンの継続を奨める．筋力が十分に回復し，二次固定が完了する術後2～3カ月前後から，1足1段パターンでの昇降を習慣化するように指導する．

階段昇降による筋力トレーニングを希望する患者は多いが，股関節にかかる負荷は片脚スクワットなどに相当し，負荷がかなり大きいため積極的には推奨しない．

d．資料（映像，インプラント，模型）を用いた脱臼予防と生活習慣の指導

　脱臼予防に関する教育[18)]は，実際の動作指導以外に資料を用いた患者教育の時間を設け，患者の知識を定着させる．指導用DVD（コメントが流れ，インプラントと骨模型を用いた脱臼メカニズムの説明や，自動車の乗降などの応用動作における脱臼回避動作の説明）の視聴も有用である．

　患者教育は1対1の面談や，同時期に手術した複数の患者への集団指導（図33）で行う．そこでは座談会形式で質疑を設け，ピアカウンセリングのように患者間で疑問や情報を共有させ，患者同士の交流を促す．その際，講師役の医療従事者は一方的な講義でなくファシリテーターとしての役割を意識する．

　手術や退院に対する不安の軽減にピアカウンセリングは有効である．予期不安の強い患者に対しては，術前であれば積極的に病棟見学を勧め，入院中で歩行が自立している患者の様子を見学させる．この時，杖歩行の練習などの体験を語ってもらうとよい．退院に向けての不安が強い場合は，すでに反対側のTHAの経験のある入院患者や術後外来リハビリテーションを受けている患者に，退院後の生活やトレーニングの体験について語ってもらうとよい．

5）退院時指導

　杖歩行，階段昇降，床上動作が自立レベルに達し，これから退院する患者に対して脱臼やゆるみ（ルーズニング）に配慮した生活動作・環境について，改めて説明する．要介護高齢者の場合は，家族の希望や必要性に応じてケアマネジャーにも同席してもらうように調整する．退院時の指導目的は，人工関節に関するリスクを回避した生活を理解させ，安全な自宅復帰につなげることである．

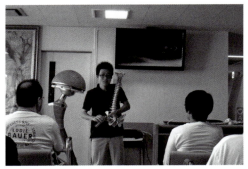

表1	脱臼予防のために注意が必要な応用動作

- 自動車の乗降
- バスタブでの入浴
- 洗濯物干し
- 床面の掃除の仕方
- 草むしり
- 床面での長座位と立ち上がり

図33　脱臼予防についての集団指導

a．脱臼予防のための生活上の注意点

　脱臼肢位の理解度と回避動作能力を改めて確認する．基本動作だけでなく退院後に必要と思われる応用動作についても確認・指導する（表1）．脱臼リスクは，偽関節膜の形成，侵襲軟部組織の修復，股関節外転筋力の向上により徐々に減っていく．股関節痛が軽減もしくは消失するまでの期間は早いケースで1～2週間，多くのケースで1カ月程度と比較的短期間である．一方，脱臼リスクは徐々に減っていくものの，半年程度は注意が必要であり，痛みの解消する時期との間に大きな差があることを説明する．「痛みがなくなったから大丈夫」というわけでなく，痛みが緩和し活動性が大きく増す時期にこそ，脱臼について注意が必要であることを強調しておく．

> 退院後に術後脱臼を生じた患者は「痛くないから脱臼肢位をとっても大丈夫だと思った」と話すことが少なくない．痛みを基準に脱臼回避の判断をしないように指導しておく．

b．二次固定（bone ingrowth）と歩行補助具，および活動範囲についての指導

　インプラントの近年の改良により，人工股関節の一次固定性は向上し，術後早期から全荷重でのリハビリテーションが可能となってきた．しかし，インプラントが骨と結合するまでには2～3カ月程度かかる．高齢者などで骨が脆弱な場合では骨セメントで固定するが，それ以外ではハイドロキシアパタイト（HA：hydroxyapatite）でコーティングされたセメントレスインプラントを用いる．セメントレスインプラントの特徴は，HAが骨形成を誘導し，骨と結合することである．術後早期はインプラントと骨は骨性に結合されていないため，インプラントに過大な力学的ストレスがかかる動作は回避，もしくは慎重に行うように指導する（表2）．杖なし歩行は，術後2～3カ月目の術後検診で筋力発揮や関節運動が円滑で，代償性の動作や跛行などの問題がない患者に対して，希望に応じて段階的に許可する．筋力低下や跛行が残存している状態で，杖なし歩行や歩行距離を伸ばして機能改善を目指すと誤った運動を学習してしまい，二次的な障害も生じやすい．やみくもに歩行距離を伸ばすことよりも，跛行の原因に対して適切なトレーニングを継続することの重要性を説明する．

表2 術後早期にインプラントに負荷がかかりやすい動作

・杖なし歩行
・長距離歩行
・重量物の運搬（米など）
・1足1段での階段昇降
・立位での閉鎖運動連鎖
・高い衝撃を伴う運動

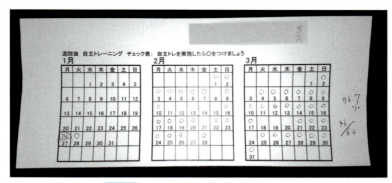

図34 セルフチェックシートの1例
セルフチェックシートはカレンダー式で書き込み式にするとよい

 杖の使用や歩行距離の指導については施設や主治医により多少異なるが，二次固定が得られるまでの期間は慎重に判断するべきであろう．

c．セルフトレーニングの確認

　自宅でのセルフトレーニングは入院中から導入し，正しく実施できるようになるまで繰り返し指導しておく．退院前はセルフトレーニングの方法について改めて確認し，退院後の定期的な外来リハビリテーションや検診時に実施状況を確認していくことを説明しておく．

セルフトレーニングの高い実施率を保つために，カレンダー式のチェックシートを用いる（図34）．セルフトレーニングを行った日の欄に丸をつけるように指導する．チェックシートは，退院して最初の検診時に回収し，実施状況を確認するとよい．当院の実績では，2013年度の退院後2カ月間のセルフトレーニングの実施率は88％と高い．

文献

1) 日本循環器学会,他：肺血栓塞栓症および深部静脈血栓症の診断,治療,予防に関するガイドライン（2009年改訂版）. http://www.j-circ.or.jp/guideline/pdf/JCS2009_andoh_h.pdf（2014年3月15日閲覧）
2) 竹内一雄：脊椎麻酔後腰痛の発症メカニズムと関連因子. 臨床麻酔 **22**：1396-1400, 1998
3) 大島 博,他：長期臥床における腰痛の実態. 宇宙航空環境医学 **43**：65-74, 2006
4) Raphael M, et al：Easily adoptable total joint arthroplasty program allows discharge home in two days. *Can J Anaesth* **58**：902-910, 2011
5) Benedetti MG, et al：To what extent does leg length discrepancy impair motor activity in patients after total hip arthroplasty? *Int Orthop* **34**：1115-1121, 2010
6) Röder C, et al：Total hip arthroplasty：leg length inequality impairs functional outcomes and patient satisfaction. *BMC Musculoskelet Disord* **13**：95-103, 2012
7) Suetta CS, et al：Muscle size, neuromuscualr active, and rapid force characteristic elderly men and women：effects of unilateral long-term disuse due to hip to hip-osteoarthritis. *J Appl Physiol* **102**：942-948, 2007
8) Tanigawa RC：Comparison of hold relax procedure and passive mobilization on increasing muscle length. *Phys Ther* **52**：725-735, 1972
9) Close JR：Motor function in lower extremity. Analysis by electronic instrumentation. Charles C Thomas, Springfield, 1964
10) Bandholm T, et al：Physiotherapy Exercise After Fast-Track Total Hip and Knee Arthroplasty：Time for Reconsideration? *Arch Phys Med Rehabil* **93**：1292-1294, 2012
11) Glass R, et al：The effects of Open versus Closed kinetic chain exercises on patients with ACL deficient or reconstructed knees：A systematic reviews. *N Am J Sports Phys Ther* **5**：74-84, 2010
12) Lee RY, et al：Passive moment about the hip in straight leg raising. *Clin Biomech (Bristol, Avon)* **15**：330-334, 2000
13) 大井 賢,他：脊椎の各安定要素の損傷が回旋運動において機能的脊椎単位に及ぼす影響. 臨床バイオメカニクス **30**：167-172, 2009
14) Norris CM：Abdominal muscle training in sport. *Br J Sp Med* **27**：19-27, 1993
15) 山田 実,他：健常若年女性における骨盤傾斜角度変化と股関節外転トルクの関係. 理学療法学 **31**：397-401, 2004
16) Kehlet H：Fast-track hip and knee arthroplasty. *Lancet* **381**：1600-1603, 2013
17) 南角 学,他：人工股関節置換術後患者の術後早期における靴下着脱方法と股関節屈曲可動域の関連性. 理学療法科学 **24**：241-244, 2009
18) 鈴木浩次,他：脱臼予防のための患者教育. 別冊整形外科 **65**：267-269, 2014
19) Tisdel CL, et al：The Influence of a Hydroxyapatite and Tricalcium-Phosphate Coating on Bone Growth into Titanium Fiber-Metal Implants. *J Bone Joint Surg Am* **76**：159-171, 1994

（池田　崇）

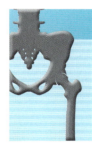

第7節　外来フォローアップ

7-1　術後の股関節における状態の把握と局所的機能改善

1）異常所見の確認

a．腫脹，熱感，発赤，感染徴候の確認
術後早期の感染徴候の確認はもちろんだが，退院後の遅発性感染の有無を確認することも怠ってはならない．

b．創部の確認
退院後のリハビリテーションにおいても，術創部の状態を定期的に確認する（図1）．特に，浸出液の有無，治癒過程を確認する．術創部の状態が不良な場合は，感染の危険性が高くなるため，直ちに医師に報告し処置を検討する．

　　股関節の術創は，デリケートな部分であることに配慮し，観察は同性のセラピストが個室で行う．

c．下肢の浮腫，下腿後面の圧痛
過去に深部静脈血栓症（DVT：deep vein thrombosis）が発生した患者においては，浮腫

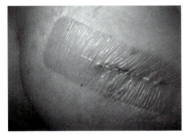
a．術後3日目

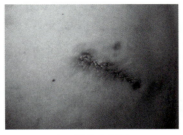
b．術後3週目

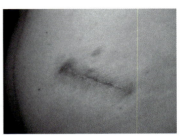
c．術後12週目

図1　術後の術創部の経過観察
順調な術創部の経過を示す

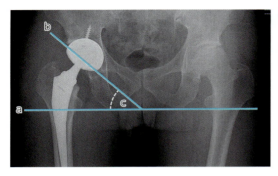

図2 外転角の計測方法

外転角は，両坐骨結節を結ぶ線（a）と単純X線像上で臼蓋コンポーネントの投影によって形成された長径軸を通る線（b）とのなす角度（c）を計測する

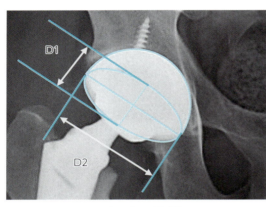

a. Lewinnek's 法

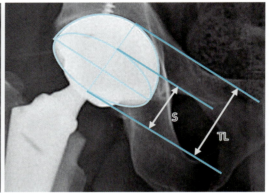

b. Widmer's 法

図3 前開き角の計測方法

D1は臼蓋コンポーネントの長軸に対して垂直に描かれた楕円の短軸距離，D2は臼蓋コンポーネントの最大直径距離，Sは臼蓋コンポーネントの長軸に対して垂直に描かれた楕円の短軸距離，TLは臼蓋コンポーネントの投影断面の短軸上の全体の距離

や下腿後面の圧痛をより慎重に確認する．術後数週間はDVTが発生していない患者においても，その徴候がないかスクリーニングするように心がける．

2）画像所見の確認

a. 股関節可動域制限や脱臼の原因となりうる所見の確認

インプラントの設置異常は，術後脱臼率，股関節可動域，インプラント摩耗量に影響を及ぼす．X線像上でインプラントの設置位置を計測し，関節可動域（ROM：range of motion）への影響や，術後リスクについて推察しておく．

ⅰ）臼蓋コンポーネントの設置位置の計測

臼蓋コンポーネントの設置位置として，前開き角と外転角をX線やCTで計測する（図2，3）．一般的な設置角度は，前開き角が5〜10°，外転角が30〜50°といわれているが[1]，目標設置角度は術者の目的や技術，患者の状態によって異なる[2,3]．前開き角，外転角の角度が

小さくなると，股関節外転・屈曲・内旋方向で大腿骨ステムネックとのインピンジメントが起こりやすくなる．

外転角は，両坐骨結節を結ぶ線と単純X線像上で臼蓋コンポーネントの投影によって形成された長径軸を通る線とのなす角度を計測する（図2）[4]．

前開き角の計測は数種類あるが，ここではCT検査との妥当性が示されている[5]Lewinnek's法[1]とWidmer's法[6]について述べる．Lewinnek's法は，臼蓋コンポーネントの長軸に対して垂直に描かれた楕円の短軸距離と臼蓋コンポーネントの最大長径距離を計測し，「前開き角＝Sin^{-1}（D1/D2）」の計算式より算出する（図3a）．Widmer's法は臼蓋コンポーネントの長軸に対して垂直に描かれた楕円の短軸距離（S：short axis）と臼蓋コンポーネントの投影断面の短軸上の全体の距離（TL：total length）を計測し，「前開き角①＝Sin^{-1}（S/TL），前開き角②＝48.05×（S/TL）－0.3」の計算式にて算出する（図3b）．なお前開き角②は，0.2＜S/TL＜0.6のみ使用が可能である．

ⅱ）大腿骨前捻角の計測

大腿骨前捻角は正常で8～15°であり，正常より角度が大きいものは前捻，小さいものは後捻といわれる．術者により大腿骨ステムの前捻角の目標設定角度は異なるが，5～10°が一般的である．大腿骨ステムがより前捻位に設置されている場合は，前方脱臼する可能性が高くなり，より後捻位に設置されている場合は，股関節を屈曲・内旋した際に後方脱臼しやすくなる．

大腿骨前捻角は，大腿骨頸部の軸線と膝部分のスライスで大腿骨内側・外側上顆（epicondylus）を結んだ線（diacondylar line）のなす角度を計測する（図4）[7]．

エキスパートのコツ

大腿骨頸部前捻角は徒手的検査であるCraig's testにより代用できる（図5）．患者を腹臥位で膝関節90°屈曲位とし，検者は大腿骨の大転子の後面を触知する．股関節を他動的に内旋させ，大転子が治療台と平行になるか，もっとも外側に達した際の角度を大腿骨頸部前捻角とする．Craig's testはX線およびCTによる妥当性が示されている[8]．

ⅲ）脚長差の計測

脚長差は，跛行の出現，歩行能力の低下，隣接関節障害を引き起こす可能性があるため，術前と術後の脚長の変化を含め，脚長差を計測する．信頼性が示されている脚長計測法[9]は，大腿骨小転子（LT：tip of the lesser trochanter）と両涙根（IT：intertea drop line）を結ぶ線との距離を計測する方法である（図6）．

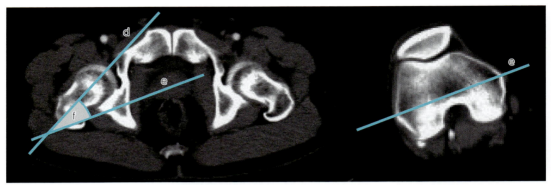

図4 CTによる大腿骨前捻角度の計測

大腿骨の前捻角の計測は，大腿骨頸部の軸線（d）と大腿骨内側・外側上顆を結んだ線（e）のなす角度（f）を計測する

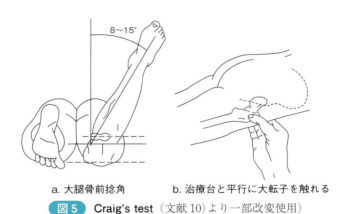

a. 大腿骨前捻角　　b. 治療台と平行に大転子を触れる

図5 Craig's test（文献10）より一部改変使用）

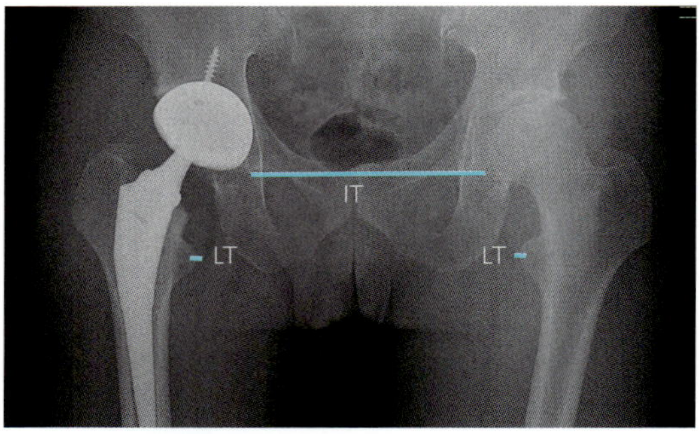

図6 X線像による脚長の計測

脚長の計測は，両涙根を結ぶ線との距離（IT）と大腿骨小転子（LT）との距離を計測する

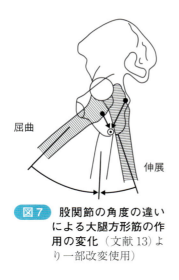

図7 股関節の角度の違いによる大腿方形筋の作用の変化（文献13）より一部改変使用）

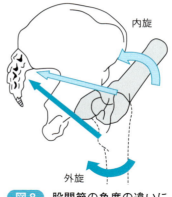

図8 股関節の角度の違いによる梨状筋の作用の変化（文献13）より一部改変使用）

3）股関節可動域制限へのアプローチ

　退院後にROM制限が残存していることで，基本動作や日常生活動作（ADL：activities of daily living）の能力が向上しにくい患者は少なくない．股関節周囲軟部組織の運動学・解剖学を理解したうえでROMを制限している筋を特定し，軟部組織モビライゼーションやストレッチングを行う．ここでは，特に問題になりやすい股関節屈曲・伸展，股関節屈曲位外旋のROM制限について述べる．

　術後に困難となりやすいADLとして，靴下着脱，階段昇降，起立，着座などがあり，これらの動作の遂行には股関節の屈曲角度を約70〜110°必要とする[11]．股関節屈曲90°付近の屈曲の制限因子は，大殿筋下部線維，大腿方形筋，外閉鎖筋，内閉鎖筋があげられる[12]．大腿方形筋は股関節屈曲位において屈曲の制限因子になるが，股関節伸展位では筋の習慣的機能に逆転が起き，伸展の制限因子にもなりうる（図7）[13]．このような筋機能の逆転は内転筋群にも起こる．長内転筋は股関節屈曲50°の位置までは伸展を制限するが，70°では屈曲を制限する．短内転筋も同様に股関節屈曲50°までは伸展を制限し，それ以上の屈曲では屈曲を制限する[13]．逆に股関節伸展の制限因子としては，大腿直筋，腸腰筋，大腿筋膜腸筋，縫工筋などが考えられる．大腿方形筋や内転筋群は股関節伸展の制限因子になることも理解し，ROMの改善を図る．

　靴下着脱や爪切りには股関節屈曲位での股関節外旋可動域が重要になる．梨状筋，中殿筋後部線維，大殿筋上部線維は，筋の習慣的機能の逆転により股関節屈曲90°付近では股関節内旋ではなく外旋を制限する[12]．動作獲得に向けて，これらの逆転作用を把握したうえでモビライゼーションやストレッチングを行う（図8）．

用語解説 筋の習慣的機能の逆転：筋の走行と関節軸との位置関係により，運動作用が変化することを表す．

注意点 術式，術者によっては，外旋筋を切離している場合がある．よって，切離している場合は外旋筋は ROM の制限因子にならないため，医師に確認したうえで治療を行う．

4) 股関節周囲筋の機能低下へのアプローチ

　股関節周囲の筋力を改善するには，遠心性収縮を促すトレーニング，レジスタンストレーニング〔レッグプレス（leg-press）や座位膝関節伸展（knee-extension machines）：1RM の 70%以上の負荷〕，荷重下でのトレーニングが有効であり，歩行能力や ADL の改善につながりやすい[14〜19]．特にセラピストの監視下でのトレーニングや，コンプライアンスが高い患者へのトレーニングにおいて筋力が向上しやすい[15,16]．トレーニングでは，代償運動を起こさない運動方法や継続できる運動を具体的に指導する．図 9〜13 で術後の筋力向上に有効とされているトレーニングを紹介する．

5) 脚長差（構造的，機能的，自覚的）へのアプローチ

　脚長差は歩容，歩行能力，患者満足度[20]，エネルギー効率[21]に悪影響を及ぼし，腰部や膝などの隣接関節の障害につながる[22]．脚長差には，裂隙狭小化や骨頭扁平化などの関節の構造的な問題で起こる構造的脚長差と，腰椎-骨盤-下肢のアライメント異常で起こる機能的脚長差に分類される．構造的脚長差に対しては足底板の挿入や靴ヒールの補高で補う．

　発症から THA を受けるまでの長期間に徐々に生じた構造的異常やアライメント異常による自覚的脚長差は，手術で構造的脚長差を減らしてもすぐに消失しない場合が多い．むしろ，脚延長により外転筋などの筋緊張が一時的に増すことで，立位や歩行中に術側下肢を自覚的に長く感じる患者が多い．このような術後のアライメントによる機能的脚長差を改善するためには，起こりうる筋のインバランスについて理解しておく必要がある．

　骨盤の不良アライメントの原因としては，骨盤挙上側の腰方形筋，内転筋の短縮，外転筋の筋力低下，下制側の外転筋の短縮，内転筋や腰方形筋の筋力低下が考えられ（図 14），これらのインバランスを考慮して治療を行う．なお，機能的脚長差や自覚的脚長差に対しては骨盤の平行を意識した骨盤シフト運動が効果を示す場合が多い（図 15）．

第7節　外来フォローアップ　97

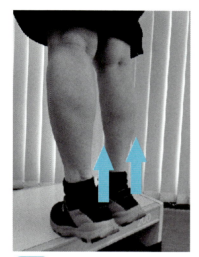

図9　ヒールレイズ（heel raises）
両下肢に均等に荷重し実施する（15回×2セット）

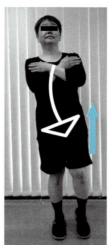
a．左側骨盤の挙上

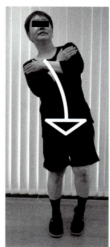
b．体幹の右側屈エラー

図10　ペルビックリフティング（pelvic lifting）
健側の骨盤を挙上し，片脚立位を6秒間保持する．体幹の側屈などの代償運動が起きるようであれば，上肢の支持を使用してもよい（10回×2セット）

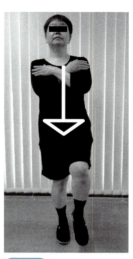

図11　片脚立位
片脚立位を上肢の支持なしで6〜10秒間保持する（10回×2セット）．健側骨盤の下制の代償運動に注意する

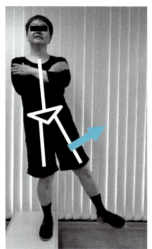
a．右下肢片脚立位，左股関節外転

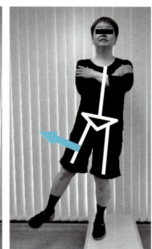
b．左下肢片脚立位，右股関節外転

図12　股関節外転位での片脚立位
片脚立位を保持し，遊脚側の下肢を外転させる．術側，健側ともに行い，外転運動の速さを変化させて支持脚の安定化を図る（20回×2セット）．体幹の側屈の代償運動に注意する

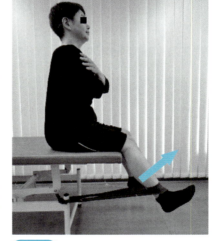

図13　バンドによる抵抗を用いた膝関節伸展運動
knee-extension machines がない場合はバンドによる抵抗運動を行う

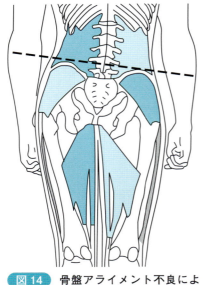

図14 骨盤アライメント不良による機能的脚長差（文献23）より引用）

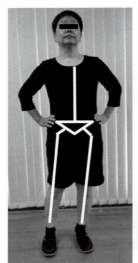
a．開始肢位

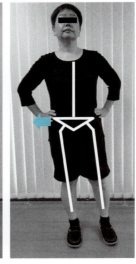
b．右側への骨盤シフト

図15 骨盤シフト運動
機能的脚長差の改善を目的に，骨盤の平行を意識した骨盤のシフト運動を行う

7-2 機能低下と不良動作パターンの把握と日常生活制限の改善

1）起立・着座動作へのアプローチ

　股関節症患者における起立・着座動作の特徴は，健側への荷重量が増大する非対称性の動作であり[24]，このような非対称性パターンは術後にも残る（図16）[25]．その他には起立動作初期（図17），および着座動作後期（殿部接地前）の体幹前傾の減少，股関節屈曲の減少[25,26]，内的な股関節伸展モーメントの減少，股関節パワー（W/kg）の減少[26]が起き，起立・着座動作の時間が延長する[27]．これらの原因としては，股関節の屈曲制限，股関節伸展の筋力低下，痛みからの逃避が考えられる．高齢者の起立・着座動作は1日約65回行われるとの報告があり[28]，非対称的な起立動作は健側の膝関節や股関節に対して過大な負担につながるため，対称的な動作獲得に向けた動作練習を行う．

　そこで，起立・着座動作における非対称性の改善を目的にストレッチポールなどを利用し，体幹を術側へ移動させる練習を行う（図18a）．体幹の側屈が起こるような患者には，上肢を挙上させた状態で行うとよい（図18b）．実際の起立・着座では骨盤を前傾させ股関節を屈曲させる動作パターンを指導する（図19）．

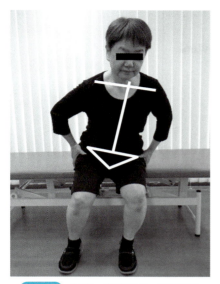

図16 起立・着座動作(前額面)
非対称性の動作(右術側)

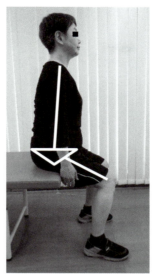
a. 股関節症患者

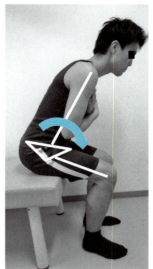
b. 健常者

図17 起立動作(矢状面)
起立動作初期の体幹前傾および股関節屈曲角度の減少

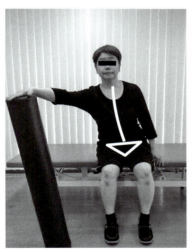
a. ポール

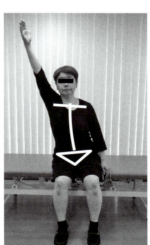
b. 上肢挙上

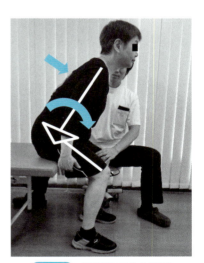

図19 股関節屈曲を誘導

図18 非対称性の改善
ポールなどを利用し,体幹を術側へ移動させる練習(a)や上肢を挙上させ(b)非対称性の起立着座動作を改善させる

2) 歩行能力・歩容へのアプローチ

　術前の患者は,術後の歩行能力・歩容の改善に対する期待が高く[29],これらの主観的な改善は患者満足度に反映する.しかし,術後は特に歩行能力,歩容が障害されやすく,術後1

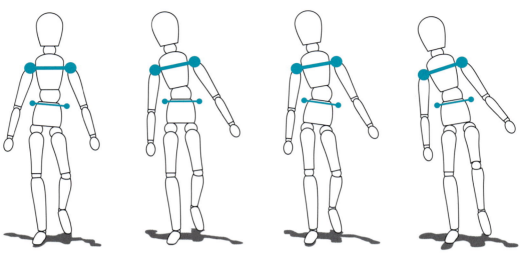

a. トレンデレンブルグ跛行　　b. デュシェンヌ跛行　　c. デュシェンヌ＋トレンデレンブルグ跛行　　d. デュシェンヌ＋逆トレンデレンブルグ跛行

図20　トレンデレンブルク跛行，デュシェンヌ跛行，混合型

表1　歩行中の運動力学的異常

①股関節屈曲および伸展可動域（push off 時）の減少[36]
②立脚期の外的な股関節外転モーメントの減少[36]
③push off 時の股関節伸展の減少を代償した骨盤前傾の増大[37]
④術側への荷重不足[30,38]
⑤術側の片脚支持期の減少[30,37]
⑥立脚期における体幹の術側への変位[37,39,40]
⑦立脚期の股関節内転可動域の減少[38,41]

年以上経過しても健常者のレベルまで改善しない場合も多い[30〜34]．術後の歩行では，健常者と比べて歩行スピード（m/s）が遅く（13.5％），歩幅（m）が小さい（8.1％）[35]．

　術後の跛行の主な原因は股関節外転の筋力低下であり，代表的なものとしてトレンデレンブルク跛行とデュシェンヌ跛行がある（図20）．トレンデレンブルク跛行は，術側の立脚期に健側の骨盤が術側より下制するのが特徴で，健側の骨盤が術側より挙上する跛行を逆トレンデレンブルグ跛行と呼ぶ．デュシェンヌ跛行は，術側の立脚期に体幹を術側に傾け，健側の骨盤が術側より下制するのを防ぐ歩容である．トレンデレンブルグ跛行とデュシェンヌ跛行が混合する歩容を呈する場合も多い（図20）．

　これら以外でも歩行中には，さまざまな運動力学的異常を認めやすい（表1）．体幹の術側への変位は，歩行スピードや歩行効率に悪影響を及ぼし[42]，骨盤前傾の増大は，腰椎伸展のストレス増大や腰痛につながりやすい．術側への荷重不足は，健側の外的な膝関節内転・屈曲モーメントを増加させるため[32]，健側膝関節の痛みや変形性膝関節症のリスク因子になりうる．

歩行中の筋電図学的解析では，股関節周囲の筋力低下により，大腿直筋，縫工筋，大内転筋，大腿筋膜張筋，内側・外側ハムストリングス，中殿筋，大殿筋において過活動になるため[42]，健常者と比べて筋に疲労を起こしやすいと考えられる．

このような運動力学的な特徴を理解したうえで，歩容改善に向けてアプローチすることが，他関節への二次的障害の予防や，歩行能力の改善に不可欠であろう．

歩容改善に向けたアプローチの基本は，歩行立脚中期の中殿筋収縮と体幹安定化である．図21〜24に歩容改善に向けたトレーニングを示す．

3）階段昇降へのアプローチ

階段昇降は，術前・術後に障害されやすく，また降段動作よりも昇段動作において困難を感じる患者が多く[44,45]，昇段動作の速度が遅くなりやすい[38]．昇段動作では，股関節の伸展減少と屈曲増大[38,46]，昇段立脚初期では外的な股関節内転および外旋モーメントの減少（図25），昇段立脚後期では外的な股関節伸展モーメントの増大が起こる[47]．これらの原因としては股関節の外転筋や伸展筋の機能低下が考えられる．またこれらに対し，股関節伸展の筋力をより発揮しやすくするため，骨盤前傾や体幹を前屈させる代償動作が生じやすい（図26）[47]．さらに，健側の足関節底屈筋群の筋力を利用し，重心を上方へ運ぶ動作パターンもとる（図26）[48]．

降段動作では，骨盤の側方傾斜角度の増大，外的な股関節外転モーメントの減少[39]，屈曲モーメントの減少が生じやすい[46]．また，昇段動作および降段動作ともに，筋力低下や動作の不安定性を代償するため，歩隔を増した動作パターンをとりやすい．

昇段動作および降段動作の改善に向けたアプローチは，歩行と同様，立脚期の中殿筋収縮と体幹安定化を重視したトレーニングを指導する（図27，28）．

4）靴下着脱・爪きりへのアプローチ

靴下着脱や爪きりは，股関節のROM制限により術後では最も困難となりやすい[45]．動作のパターンと，遂行に要する股関節のROMを把握したうえで，自宅で行えるホームエクササイズを積極的に促し，ROMと動作の両方の改善を図る．

靴下着脱には複数のパターンがある（図29）[49]．靴下着脱の困難感には股関節屈曲可動域が影響しやすい[50]．図29に示した動作パターンを遂行する際の股関節屈曲角度の平均値はA法（胡座位）：92.5°，B法（長座位）：89.4°，C法（正座位）：80.8°，D法（臥位）：71.5°である．靴下着脱が自立した時点での股関節のROM平均値は，屈曲83.5°，外転27.7°，外旋33.3°と報告されている[51]．

爪切りでは，股関節屈曲・外転・外旋可動域の総和が大きいほど自立度が高く，容易に動作が可能な股関節のROM平均値は，屈曲96.2°，外転15.4°，外旋20.8°と報告されている[52]．また，股関節屈曲と外旋の角度の和が122.5°以上であると自覚的に快適な動作が可能となる[53]．

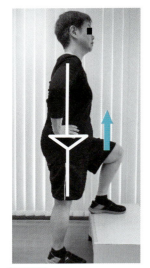

図21 片脚立位での荷重

術側下肢を股関節中間位・膝関節伸展位，健側の股関節・膝関節を約90°屈曲位とする．その後，健側の股関節をさらに屈曲させ，術側下肢のみで支持する．体幹・骨盤アライメントをニュートラルに保つように注意し，中殿筋の収縮を促す[55]

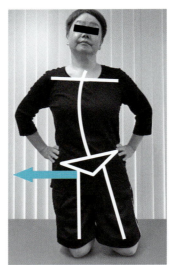

a. 骨盤右側シフト

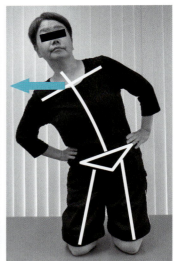

b. エラー（体幹の右側屈）

図22 kneeling（膝立ち位での骨盤シフト）

kneelingにて骨盤を術側にシフトさせ，術側下肢で荷重する．kneelingでは足関節戦略（ankle strategy）が使用できないため，股関節の協調的な収縮を促すことができる．bのような体幹の代償運動に気を付ける

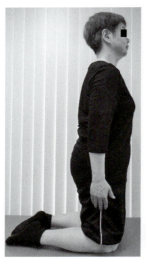

a. 両側膝立ち位

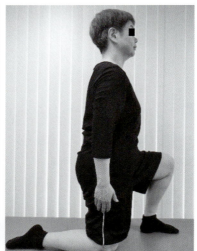

b. 片側膝立ち位

図23 kneelingからhalf kneeling

kneelingで荷重コントロールが行えるようになったら，kneelingからhalf kneelingに肢位を変えるトレーニングを行い，さらに支持脚の安定化を図る（右脚が術側）

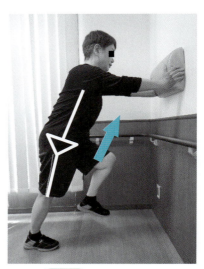

図24 体幹の安定化

上肢にて体幹を支持し，体幹筋を収縮させた状態で，健側と術側の股関節を交互に屈曲させる．この際，胸腰椎の前弯・後弯の代償運動が起きないように注意させる．股関節を交互に屈曲させる速度は徐々に上げる

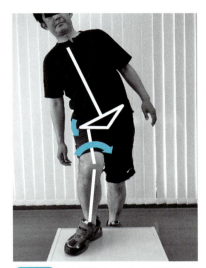

図25 前額面からみた昇降動作不良パターン

昇段立脚初期では外的な股関節内転および外旋モーメントが減少する

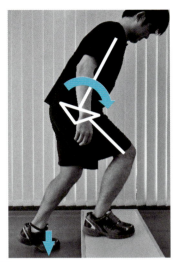

図26 矢状面からみた昇降動作不良パターン

骨盤前傾や体幹を前屈させることで，股関節伸展の筋力を発揮しやすくする．また，健側の足関節底屈筋群の筋力を利用し，重心を上方へ運ぶ動作パターンをとる

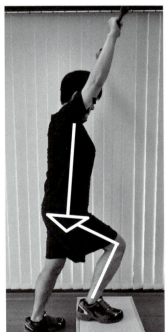
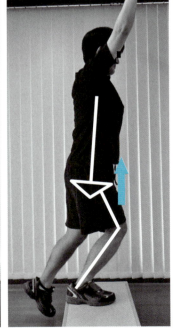

a．開始肢位　　　b．昇段

図27 両上肢挙上での昇段動作トレーニング

過度な体幹の前屈が起こらないよう注意させる．両上肢を挙上させることで，体幹の前屈を抑制する．また，健側下肢の底屈筋を使用した昇段動作を行わないよう指導する

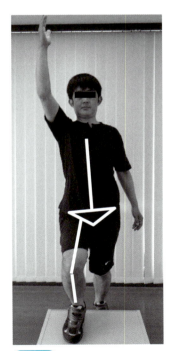

図28 昇段動作トレーニング

体幹の側屈が起こらないよう，術側の上肢を挙上する．この際，膝関節が外反しないよう注意させる

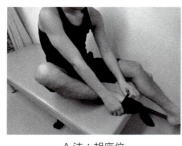
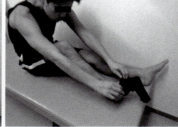
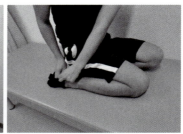
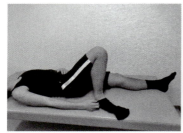
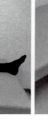

A法：胡座位　　　　　　B法：長座位　　　　　　C法：正座位

D法：臥位　　　　自助具使用（ソックスエイド）

図29　靴下着脱の動作パターン

　靴下着脱，爪切りの動作能力の改善に向けたアプローチでは，股関節屈曲・外転・外旋方向へのROM拡大が重要になる．そこで，股関節にROM制限がある場合は骨盤後傾や体幹後屈を伴うため，壁などに背部を固定し代償運動を抑えた状態で行うとよい（図30）．一方で，股関節のROM制限が著明な患者においては，体幹の後屈方向の柔軟性を改善させ，股関節屈曲・外旋位や長座位での遂行能力を高める．特に骨盤前傾が著明な患者においては，腰椎が屈曲しづらく，胸椎の後弯を強めた動作パターンをとるため，腰椎屈曲の柔軟性を改善させる運動を行うことで動作の困難感を減少させる（図31）．

7-3　隣接関節の痛み，機能障害の予防・軽減

　股関節症患者は，隣接関節である腰椎や膝関節に痛みや障害を伴うことがあるため，これらの予防を目的としたスクリーニングやアプローチを行う．hip spine syndrome（股関節-脊柱症候群）やcoxitis knee（股関節疾患による二次性膝関節症）といった疾患概念は広く知られている．

1）膝関節痛の予防・軽減

　高位脱臼の患者に対して手術で脚延長をすることにより，膝関節の痛みや機能障害が生じる[54,55]．脚延長により周囲の軟部組織が伸張され，二関節筋である大腿筋膜張筋-腸脛靱帯が

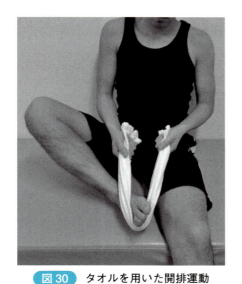

図30 タオルを用いた開排運動
壁などに背部を固定した状態で、タオルを用いて開排運動を行う

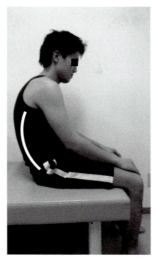
a. 腰椎屈曲

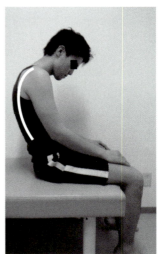
b. エラー（体幹後傾胸椎屈曲）

図31 腰椎屈曲エクササイズ
骨盤前傾が著明な患者において、腰椎屈曲の柔軟性を改善させることで靴下着脱、爪切り動作の困難感を減少できる

脛骨を外反方向に牽引し、Q-angle（quadliceps angle）や膝蓋骨外方傾斜角（patellar lateral tilt angle）が変化することで膝内側側副靱帯や膝蓋大腿関節の痛みとして現れやすい（図32, 33）。このようなメカニズムで発生した膝関節痛を改善するために、大腿筋膜張筋-腸脛靱帯の柔軟性を向上させる。また、矢状面および水平面上での大腿筋膜張筋の拮抗筋である大殿筋や中殿筋後部線維の筋力強化を図る。さらに、膝蓋骨外方傾斜角の改善を目的に外側膝蓋支帯の柔軟性の向上および内側広筋の筋力強化を行う。なお、起立、着座、階段昇降における膝関節の外反は痛みを誘発するため、アライメントを修正した状態で動作を指導する必要がある。

2) 腰痛の予防・軽減

股関節症を有する患者は腰痛を伴うことが多い。49％の患者が術前に腰痛を訴えており、このうち術後に66％の患者に改善が認められたが、新たに腰痛が発生した患者が20％いたとの報告がある[56]。これらの腰痛は腰椎のアライメント不良や日常生活での動作パターンが原因として考えられる。このため、股関節を含め、骨盤・腰椎のアライメントを評価し、治療や動作指導を行う。患者の状態や希望に合わせて、慢性腰痛に有効とされる運動療法（図34～37）や有酸素運動〔膝を高く上げながらの歩行、エアロバイク、トレッドミル歩行、起立・着座（sit and stand）運動、ステップアップ（step-ups）運動、shuttle walking〕[57,58]を組み合わせて指導する。

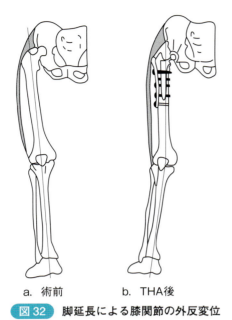

a. 術前　　b. THA後

図32　脚延長による膝関節の外反変位

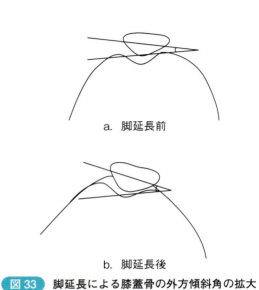

a. 脚延長前

b. 脚延長後

図33　脚延長による膝蓋骨の外方傾斜角の拡大

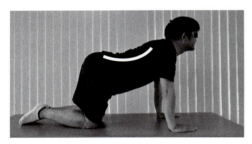

a. 胸腰椎の前弯

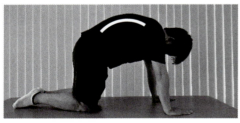

b. 胸腰椎の後弯

図34　cat and camel

四つ這いにて胸腰椎の後弯と前弯運動を痛みのない範囲で繰り返す

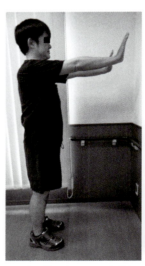 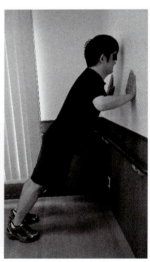

a. 壁の前に立ち，両上肢を挙上する　　b. 手を壁につけて上肢を屈曲させながら，身体を前傾させる

図35　wall press

壁を押しながら腕立て伏せを2分間繰り返す．胸腰椎の過度な前弯・後弯に注意する

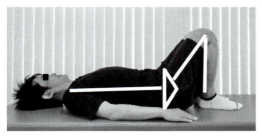
a．開始肢位

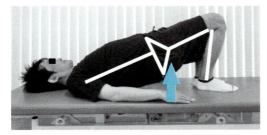
b．殿部の挙上

図36　ブリッジ（bridging）

ブリッジを2分間繰り返す．殿部を挙上する際，腰椎の過度な前弯に注意する

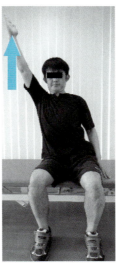
a．右上肢の挙上

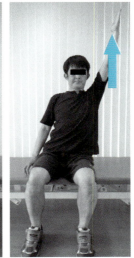
b．左上肢の挙上

図37　アームレイズ（arm raising）

座位にて上肢を左右交互に挙上する

7-4　身体機能の維持・向上のためのコンディショニング

1）体重の管理

　肥満は術後の股関節のROM，身体機能（歩行距離，階段昇降動作能力，靴・靴下着脱動作能力），活動性に悪影響を与え[59,60]，敗血症による再置換や感染のリスクを高める[59]．高齢者に対する体重の減少は，運動だけでなく食事制限（1日あたり摂取カロリー500〜750 kcal減）も専門家とともに指導する[61]．

2）患者立脚型アウトカムと身体機能の評価（パフォーマンスベース）

　的確なコンディショニング方法を指導するために，術後には疾患特異的患者立脚型アウトカムを用いて評価する．一部の評価指標はADL（起立，着座，歩行，階段昇降など）を評価するものが多く，術後，一定期間経過した患者や活動性の高い患者における天井効果が示されている[62]．このような患者に対しては，パフォーマンスベースの評価（世界変形性関節症会議が推奨しているもの）を用い，詳細な身体機能を評価したうえでコンディショニング方法を選択する．

表2 術後に推奨される運動・スポーツ活動（文献64）より一部改変引用）

推奨	経験があれば推奨	一致した見解なし	推奨されない
・ステイショナリーサイクリング ・バルーンダンス ・ゴルフ ・シャッフルボード ・水泳 ・ウォーキング ・ボウリング ・キャニオニング ・ロードサイクリング ・スクエアダンス ・ハイキング ・スピードウォーキング	・スピードウォーキング ・クロスカントリースキー ・漕艇 ・アイススケート ・ローラースケート ・ダウンヒルスキー ・ステイショナリースキー ・ダブルテニス ・ウエイトリフト ・ウエイトマシン	・フェンシング ・野球 ・体操 ・ハンドボール ・アイスホッケー ・ロッククライミング ・スカッシュ ・ラケットボール ・シングルテニス ・バレーボール	・バスケットボール ・フットボール ・ジョギング ・サッカー

3）運動・スポーツ活動の推奨

術後の週3回3週間以上のエアロバイクによるエクササイズは，長期的な身体機能，生活の質，患者満足度に有効である[63]．術後に推奨される運動と推奨されない運動を表2に示す[64]．

4）パフォーマンス機能向上のための高強度トレーニング

スポーツ活動や身体機能の向上を目的に，スポーツ特性，患者の希望や状態に合わせて高強度トレーニングを指導する（図38～42）．

> トレーニングを習慣化し継続させるためには，①トレーニング内容（回数や1日の頻度）がわかりやすく記載されているポスターや冊子の配布，②運動継続の重要性についてセラピストからの説明，③トレーニングのモニタリングシート，④セラピストからの定期的なアドバイスなどが有効である[65]．

5）定期診察による評価とトレーニング指導

外来リハビリテーションが終了した後も，患者の状態，インプラントの状態を確認するために定期的な診察を受けるようアドバイスをする．さらに定期的な診察に加えて，セラピストによる定期的な機能評価，運動指導（ホームエクササイズで行える内容），動作指導（脱臼指導）を行うとよい．その際，痛み，筋力，ROM，ADL能力，身体活動量を評価し，評価結果に応じた運動と動作を指導する．

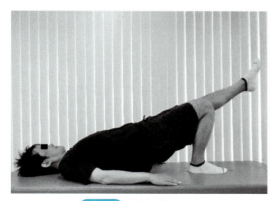

図38 片脚ブリッジ

腰椎の過度な前弯に注意し，股関節を中間位で保持するように促す

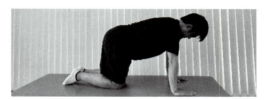

a．開始肢位

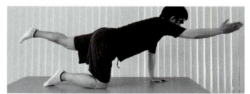

b．終了肢位

図39 四つ這い上下肢挙上

下肢と反対側上肢を挙上し，体幹を安定させながら10〜20秒間保持する．この際，過度な前弯・後弯に注意する

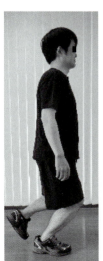 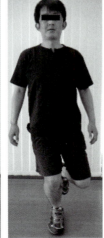

a．側面　　b．前面

図40 片脚スクワット

スクワットの際に，体幹の不安定性やknee-inに気を付ける

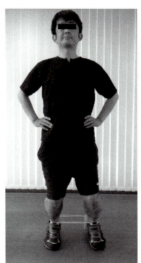 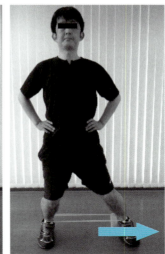

a．開始肢位　　　　　　　b．終了肢位

図41 片脚スクワットでの股関節外転

片脚スクワットを行った状態で，股関節を外転させる．セラバンドを使用すると立脚側の安定化につながる

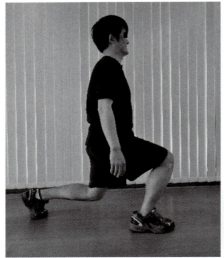
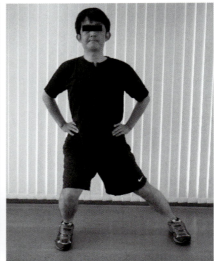

a. フォワードランジ（forward lunge）　　b. サイドランジ（side lunge）

図42 フォワードランジとサイドランジ
ランジをする際，体幹や膝の不良アライメントに注意する

> **エキスパートのコツ**
> セラピスト外来の開設：医師の診察時にセラピストが外来に常駐することで，十分なフォローアップが可能となり，患者の疑問に対し迅速に対応でき，患者満足度に貢献できる[66]．

文献

1) Lewinnek GE, et al：Dislocations after total hip-replacement arthroplasties. *J Bone Joint Surg Am* **60**：217-220, 1978
2) McCollum DE, et al：Dislocation after total hip arthroplasty. Causes and prevention. *Clin Orthop Relat Res* **261**：159-170, 1990
3) Kummer FJ, et al：The effect of acetabular cup orientations on limiting hip rotation. *J Arthroplasty* **14**：509-513, 1999
4) Murray DW：The definition and measurement of acetabular orientation. *J Bone Joint Surg Br* **75**：228-232, 1993
5) Nho JH, et al：Reliability and validity of measuring version of the acetabular component. *J Bone Joint Surg Br* **94**：32-36, 2012
6) Widmer KH, et al：A simplified method to determine acetabular cup anteversion from plain radiographs. *J Arthroplasty* **19**：387-390, 2004
7) Murphy SB, et al：Femoral anteversion. *J Bone Joint Surg Am* **69**：1169-1176, 1987
8) Ruwe PA, et al：Clinical determination of femoral anteversion. A comparison with established techniques. *J Bone Joint Surg Am* **74**：820-830, 1992
9) Meermans G, et al：Preoperative radiographic assessment of limb-length discrepancy in total hip arthroplasty. *Clin Orthop Relat Res* **469**：1677-1682, 2011

10) Magee DJ：Orthopedic physical assessment 3rd ed. WB Saunders, Philadelphia, 1997, pp473-486
11) Johnston RC, et al：Hip motion measurements for selected activities of daily living. *Clin Orthop Relat Res* **72**：205-215, 1970
12) Delp SL, et al：Variation of rotation moment arms with hip flexion. *J Biomech* **32**：493-501, 1999
13) Kapandji IA（著），荻島秀男（監訳）：カパンディ関節の生理学II―下肢 原著第5版．医歯薬出版，1988，pp60-63
14) Heiberg KE, et al：Effect of a walking skill training program in patients who have undergone total hip arthroplasty：follow-up one year after surgery. *Arthritis Care Res（Hoboken）* **64**：415-423, 2012
15) Jan MH, et al：Effects of a home program on strength, walking speed, and function after total hip replacement. *Arch Phys Med Rehabil* **85**：1943-1951, 2004
16) Trudelle-Jackson E, et al：Effects of a late-phase exercise program after total hip arthroplasty：a randomized controlled trial. *Arch Phys Med Rehabil* **85**：1056-1062, 2004
17) Sashika H, et al：Home program of physical therapy：effect on disabilities of patients with total hip arthroplasty. *Arch Phys Med Rehabil* **77**：273-277, 1996
18) Unlu E, et al：The effect of exercise on hip muscle strength, gait speed and cadence in patients with total hip arthroplasty：a randomized controlled study. *Clin Rehabil* **21**：706-711, 2007
19) Kristensen J, et al：Resistance training in musculoskeletal rehabilitation：a systematic review. *Br J Sports Med* **46**：719-726, 2012
20) Röder C, et al：Total hip arthroplasty：leg length inequality impairs functional outcomes and patient satisfaction. *BMC Musculoskelet Disord* **13**：95, 2012
21) Gurney B, et al：Effects of limb-length discrepancy on gait economy and lower-extremity muscle activity in older adults. *J Bone Joint Surg Am* **83**：907-915, 2001
22) Gurney B：Leg length discrepancy. *Gait Posture* **15**：195-206, 2002
23) Kendall FP, et al：Muscles：Testing and Function, with Posture and Pain 4th ed. Lippincott Williams & Wilkins, Baltimore, 1993, pp83-89
24) Eitzen I, et al：Weight-bearing asymmetries during Sit-To-Stand in patients with mild-to-moderate hip osteoarthritis. *Gait Posture* **39**：683-688, 2014
25) Talis VL, et al：Asymmetric leg loading during sit-to-stand, walking and quiet standing in patients after unilateral total hip replacement surgery. *Clin Biomech（Bristol, Avon）* **23**：424-433, 2008
26) Lamontagne M, et al：Lower-limb joint mechanics after total hip arthroplasty during sitting and standing tasks. *J Orthop Res* **30**：1611-1617, 2012
27) Perron M, et al：Assessing advanced locomotor recovery after total hip arthroplasty with the timed stair test. *Clin Rehabil* **17**：780-786, 2003
28) Egerton T, et al：Temporal characteristics of habitual physical activity periods among older adults. *J Phys Act Health* **6**：644-650, 2009
29) Scott CE, et al：Patient expectations of arthroplasty of the hip and knee. *J Bone Joint Surg Br* **94**：974-981, 2012
30) Long WT, et al：Functional recovery of noncemented total hip arthroplasty. *Clin Orthop Relat Res* **288**：73-77, 1993
31) Miki H, et al：Recovery of walking speed and symmetrical movement of the pelvis and lower extremity joints after unilateral THA. *J Biomech* **37**：443-455, 2004
32) Foucher KC, et al：Contralateral hip and knee gait biomechanics are unchanged by total hip replacement for unilateral hip osteoarthritis. *Gait Posture* **35**：61-65, 2012
33) Foucher KC, et al：Preoperative gait adaptations persist one year after surgery in clinically well-functioning total hip replacement patients. *J Biomech* **40**：3432-3437, 2007
34) Bennett D, et al：Gait kinematics of age-stratified hip replacement patients--a large scale, long-term follow-up study. *Gait Posture* **28**：194-200, 2008

35) Ornetti P, et al：Gait analysis as a quantifiable outcome measure in hip or knee osteoarthritis：a systematic review. *Joint Bone Spine* **77**：421-425, 2010
36) Ewen AM, et al：Post-operative gait analysis in total hip replacement patients-a review of current literature and meta-analysis. *Gait Posture* **36**：1-6, 2012
37) Perron M, et al：Three-dimensional gait analysis in women with a total hip arthroplasty. *Clin Biomech（Bristol, Avon）* **15**：504-515, 2000
38) Shrader MW, et al：Gait and stair function in total and resurfacing hip arthroplasty：a pilot study. *Clin Orthop Relat Res* **467**：1476-1484, 2009
39) Madsen MS, et al：The effect of total hip arthroplasty surgical approach on gait. *J Orthop Res* **22**：44-50, 2004
40) Nankaku M, et al：Gait analysis of patients in early stages after total hip arthroplasty：effect of lateral trunk displacement on walking efficiency. *J Orthop Sci* **12**：550-554, 2007
41) Beaulieu ML, et al：Lower limb biomechanics during gait do not return to normal following total hip arthroplasty. *Gait Posture* **32**：269-273, 2010
42) Horstmann T, et al：Changes in gait patterns and muscle activity following total hip arthroplasty：a six-month follow-up. *Clin Biomech（Bristol, Avon）* **28**：762-769, 2013
43) O'Sullivan K, et al：Electromyographic analysis of the three subdivisions of gluteus medius during weight-bearing exercises. *Sports Med Arthrosc Rehabil Ther Technol* **2**：17, 2010
44) 相澤純也, 他：変形性股関節症患者における主観的動作能力と股関節及び腰椎の可動域との関連. *Hip Joint* **35**：159-163, 2009
45) 石井健史, 他：人工股関節全置換術術後の疼痛および身体機能の回復過程. 第33回東京都理学療法士学会, 2014
46) Queen RM, et al：Stair ascending and descending in hip resurfacing and large head total hip arthroplasty patients. *J Arthroplasty* **28**：684-689, 2013
47) Foucher KC, et al：Do gait adaptations during stair climbing result in changes in implant forces in subjects with total hip replacements compared to normal subjects? *Clin Biomech（Bristol, Avon）* **23**：754-761, 2008
48) Lamontagne M, et al：Comparison of joint mechanics of both lower limbs of THA patients with healthy participants during stair ascent and descent. *J Orthop Res* **29**：305, 2011
49) 南角 学, 他：人工股関節置換術後患者の術後早期における靴下着脱方法と股関節屈曲可動域の関連性. 理学療法科学 **24**：241-244, 2009
50) McGrory BJ, et al：Correlation of measured range of hip motion following total hip arthroplasty and responses to a questionnaire. *J Arthroplasty* **11**：565-571, 1996
51) 花房謙一, 他：人工股関節全置換術後の靴下着脱動作の達成角度. 作業療法 **18**：384, 1999
52) 相澤純也, 他：人工股関節全置換術後の爪切り動作自立に要する股関節可動域. 日本人工関節学会誌 **38**：308-309, 2008
53) 瀬川佑樹, 他：人工股関節全置換術患者における快適な爪切り動作に必要な股関節可動域. 第31回関東甲信越ブロック理学療法士学会, 2012
54) Kilicarslan K, et al：What happens at the adjacent knee joint after total hip arthroplasty of Crowe type III and IV dysplastic hips? *J Arthroplasty* **27**：266-270, 2012
55) Tokuhara Y, et al：Anterior knee pain after total hip arthroplasty in developmental dysplasia. *J Arthroplasty* **26**：955-960, 2011
56) Parvizi J, et al：Back pain and total hip arthroplasty：a prospective natural history study. *Clin Orthop Relat Res* **468**：1325-1330, 2010
57) Weiner DK, et al：Efficacy of percutaneous electrical nerve stimulation and therapeutic exercise for older adults with chronic low back pain：a randomized controlled trial. *Pain* **140**：344-357, 2008
58) Chou R, et al：Diagnosis and treatment of low back pain：a joint clinical practice guideline from the

American College of Physicians and the American Pain Society. *Ann Intern Med* **147**：478-491, 2007
59) McCalden RW, et al：Does morbid obesity affect the outcome of total hip replacement?：an analysis of 3290 THRs. *J Bone Joint Surg Br* **93**：321-325, 2011
60) Busato A, et al：Influence of high BMI on functional outcome after total hip arthroplasty. *Obes Surg* **18**：595-600, 2008
61) Villareal DT, et al：Weight loss, exercise, or both and physical function in obese older adults. *N Engl J Med* **364**：1218-1229, 2011
62) Marx RG, et al：Measuring improvement following total hip and knee arthroplasty using patient-based measures of outcome. *J Bone Joint Surg Am* **87**：1999-2005, 2005
63) Liebs TR, et al：Ergometer cycling after hip or knee replacement surgery：a randomized controlled trial. *J Bone Joint Surg Am* **92**：814-822, 2010
64) Healy WL, et al：Athletic activity after total joint arthroplasty. *J Bone Joint Surg Am* **90**：2245-2252, 2008
65) McLean SM, et al：Interventions for enhancing adherence with physiotherapy：a systematic review. *Man Ther* **15**：514-521, 2010
66) 美﨑定也, 他：理学療法外来の実績および患者満足度調査. 第47回日本理学療法学術大会, 2012

（古谷英孝）

第2章
人工膝関節全置換術のマネジメント

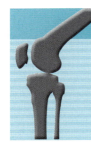

第1節　変形性膝関節症の特徴

1-1　病態，臨床症状，自然経過

　変形性関節症（OA：osteoarthritis）は，滑膜関節の機能的および構造的欠損を生じる障害にまで及ぶ臨床的・病理的帰結である．従来，変形性関節症とは関節軟骨の病変と考えられてきたが，最近では軟骨下骨，半月板，靱帯，関節包，滑膜，関節周囲筋などを含めた関節組織全体が障害される病変と捉えられている[1,2]（図1）．

　変形性膝関節症（以下，膝OA）におけるX線所見では，初期には関節裂隙の狭小化，そして進行に伴い骨棘の形成，軟骨下骨の硬化が認められる．さらに末期には関節裂隙はなくなり，関節内の骨折を生じることもある（図2）．また，関節変形が膝蓋大腿関節にも生じる症例も少なくない（図3）．しかし，膝OAは症候性（symptomatic）膝OAとX線学的（radiographic）膝OAと呼ばれるように，臨床症状とX線所見による変形の重症度は一致しないことがある．そのため，近年ではMRIによる診断が推奨されている．MRI所見では，初期OAの微小変性や骨囊胞の形成が確認できる[2〜4]（図4）．

　膝OAの初期の臨床症状は，起床時または安静後の初動時における膝関節のこわばり，および歩行や階段昇降時の膝関節の痛みである．安静時には痛みを認めないことが多いが，病

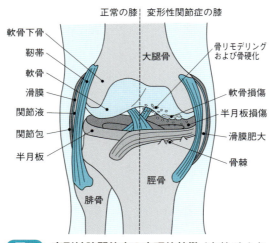

図1　変形性膝関節症の病理的特徴（文献1）より引用）

第 1 節　変形性膝関節症の特徴　117

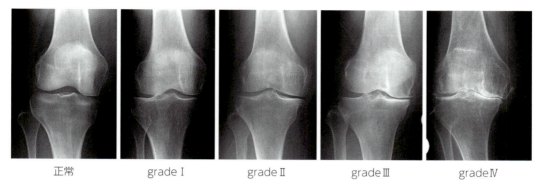

　　正常　　　　grade Ⅰ　　　grade Ⅱ　　　grade Ⅲ　　　grade Ⅳ
図2　関節変形の X 線像（Kellegren-Lawrence grade）

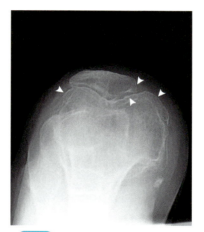

図3　膝蓋大腿関節の変形所見

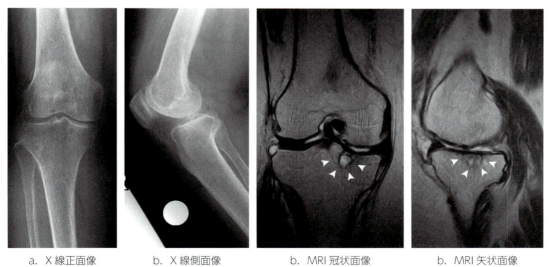

a. X 線正面像　　b. X 線側面像　　b. MRI 冠状面像　　b. MRI 矢状面像
図4　骨囊胞の形成の X 線像および MRI

状が進行すると，安静時や夜間にも痛みを認め，正座が困難といった関節可動域（ROM：range of motion）制限，椅子からの立ち上がり，歩行，階段昇降の困難など，日常生活動作（ADL：activities of daily living）の障害をきたす．局所的には，関節運動時の軋轢音，骨の肥大，膝関節内反または外反変形，関節動揺性などが認められる[1,2,5]．また，関節水腫をしばしば伴い，それによる大腿四頭筋の反射性筋萎縮（関節原性筋抑制）が生じる．

 用語解説 関節原性筋抑制（AMI：arthrogenic muscle inhibition）：関節の外傷，手術または変形性関節症などによって，周囲筋の萎縮および神経筋活動抑制が引き起こされた状態を指す．AMI は関節水腫，炎症，痛み，関節動揺性と関連するとされる[6]．

1-2　疫学的特徴

わが国における疫学調査〔ROAD（research on osteoarthritis against disability）プロジェクト〕[7,8]によると，K/L 分類（Kellgren-Lawrence grading）では grade 2 以上の 40 歳以上の膝 OA 患者数は約 2,530 万人（有症患者数は約 800 万人）と推定されている．また同調査において，男性と比べて女性の有病率は約 2 倍であり，60 代の男性では約 40％，女性では約 60％が膝 OA を有するとされている．わが国においては約 90％が内側型変形性膝関節症である．

1-3　原因（誘因）

膝 OA は，加齢や性別，肥満，遺伝など，明らかな原因が特定できない一次性と，膝関節の外傷の既往，関節リウマチ，化膿性関節炎など，なんらかの原因が推定できる二次性に分類される．わが国においては，一次性膝 OA が多い[5]．これらの原因については，疫学研究において，膝 OA の発症および進行のリスクファクター[9〜13]として分類されることがある（表 1）．

1-4　正常な膝関節の生体力学的特徴

1）膝関節の構造と安定化機構

膝関節は，内側および外側の大腿脛骨関節，膝蓋大腿関節の 3 つの関節から構成されており，これらの関節が一つの構成体として機能している．大腿脛骨関節の適合性は十分ではな

表1　変形性膝関節症の発症および進行のリスクファクター

発症のリスクファクター	進行のリスクファクター
・加齢 ・性別（女性） ・肥満 ・遺伝（アスポリン，カルモジュリン1など） ・過去の膝関節の手術・外傷 ・重労働者（ひざまずく，荷物を持ち上げるなど）	・大腿四頭筋弱化 ・膝関節のマルアライメント（内反膝，外反膝） ・膝関節動揺性

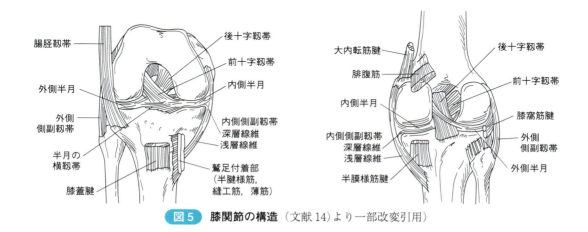

図5　膝関節の構造（文献14)より一部改変引用）

く，半月板，靱帯，関節包，および膝関節周囲筋により安定性が得られている（図5）．

　内側半月板はC字状の形をなし，後方が前方より厚い．一方，外側半月板はO字状の形をなし，全周にわたり厚みは均一である．膝関節屈曲・伸展に伴い，内側半月板は2mm程度，外側半月板は10mm程度可動し，適合性を供給する[14]．さらに半月板は，関節の潤滑と栄養の寄与，衝撃吸収，摩擦の減少といった役割も有する．

　膝関節の安定性を図る重要な靱帯は，前十字靱帯（ACL：anterior cruciate ligament），後十字靱帯（PCL：posterior cruciate ligament），内側側副靱帯（MCL：medial collateral ligament），外側側副靱帯（LCL：lateral collateral ligament）である．ACLは前内側線維束と後外側線維束に分けられ，前者は膝関節屈曲位において緊張し，後者は膝関節伸展位において緊張する．主な機能は，大腿骨に対する脛骨の前方移動，膝関節屈曲位での脛骨の外旋，および過伸展の制動である．膝の靱帯の中で最も太いPCLは，大腿骨に対する脛骨の後方移動および膝関節の過伸展を制動する．加えて，膝関節の回旋の中心軸として機能する．MCLは深層線維と浅層線維からなり，深層線維は関節包が厚くなった部分で，内側関節包靱帯とも呼ばれる．MCLは膝関節の最大伸展位において最も緊張する．主な作用は，膝関節の屈曲・外旋（外反）の制動である．LCLは膝関節伸展位にて緊張し，膝関節30°屈曲位以降は弛緩する．膝関節の屈曲・内旋（内反）の制動が主な機能である[14,15]．

　膝関節の前後方向の動きを安定させる主な筋は，大腿四頭筋である．大腿四頭筋は加齢に

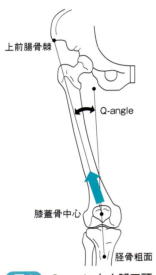

図6 Q angleと大腿四頭筋の作用ベクトル
Q angle：健常成人男性13〜15°，女性18〜20°

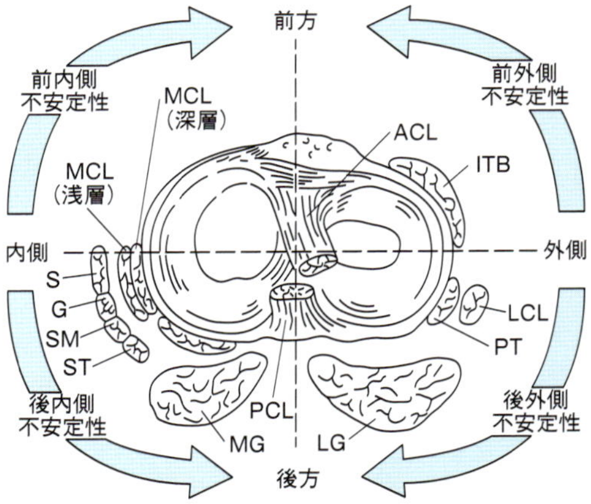

図7 膝関節の不安定性に関連する筋および靱帯の位置関係（文献14）より一部改変引用）

ACL：前十字靱帯
PCL：後十字靱帯
POL：後斜走靱帯
MCL：内側側副靱帯
LCL：外側側副靱帯
ITB：腸脛靱帯
PT：膝窩筋腱
S：縫工筋
G：薄筋
SM：半膜様筋
ST：半腱様筋
MG：腓腹筋内側頭
LG：腓腹筋外側頭

伴う筋の萎縮が著しく，70代では30代に比べて筋横断面積が約70％にまで減少し，膝関節伸展筋トルクは約60％にまで低下する[16,17]．大腿四頭筋の走行はQ angleとして示され，筋収縮により，膝蓋骨を上外側に牽引するように作用する（図6）．そのため，膝蓋骨を内側に引き寄せる内側広筋の働きが重要となる．

膝関節内側を安定させる主な筋は，鵞足および半膜様筋である．鵞足は縫工筋，薄筋，半腱様筋で構成され，脛骨近位前内側に集まって付着する．また，脛骨を内旋させて荷重位で膝関節外旋を制動する[15]．

膝関節外側を安定させる筋は，膝窩筋と大腿筋膜張筋および大腿二頭筋である．膝窩筋は膝関節を完全伸展位から屈曲する際に働き，脛骨を内旋させる．大腿筋膜張筋は脛骨のGerdy結節に付着し，膝関節伸展位では前外側の制動機構として働き，また膝関節屈曲位では脛骨を外旋させて荷重位で膝関節内旋を制動する．大腿二頭筋は腓骨頭に付着し，膝関節屈曲60°以上では腓骨を介して脛骨を外旋させる[15]．図7に膝関節の安定化に寄与する靱帯および筋の位置関係を示す．

2）膝関節のアライメント

立位における大腿骨と脛骨との前額面上のアライメントは，大腿脛骨角（FTA：femorotibial angle）および下肢機能軸（いわゆるMikulicz線）で評価される（図8）．FTAは大腿骨軸と脛骨軸のなす角度であり，日本人では男性178°，女性176°である．下肢機能軸は，大腿骨骨頭中心と足関節中心を結んだ直線であり，脛骨関節面の中央やや内側を通過する．

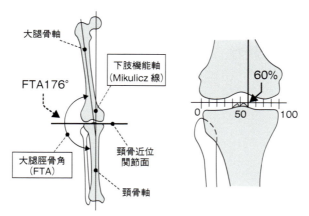

a. 下肢機能軸および大腿脛骨角　b. 下肢機能軸の通過点

図8 膝関節の前額面アライメント

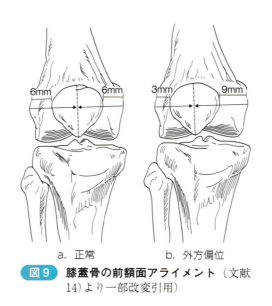

a. 正常　　　　b. 外方偏位

図9 膝蓋骨の前額面アライメント（文献14）より一部改変引用）

蓋骨は，膝関節20°屈曲位において大腿骨関節面上方の中心にある[14]（図9）．矢状面では，膝関節30°屈曲位における膝蓋骨の高さは，膝蓋腱長に対する膝蓋骨長の比で評価され，0.8〜1.2であれば正常である（図10）．

3）膝関節の運動学

大腿脛骨関節の運動は，矢状面での屈曲・伸展と水平面での内旋・外旋からなる．膝関節の屈曲・伸展は，「滑り（gliding）」および「転がり（rolling）」の2種類の運動を伴っている（図11）．膝関節の屈曲初期では大腿骨の転がりが優位であるが，次第に滑り運動が優位とな

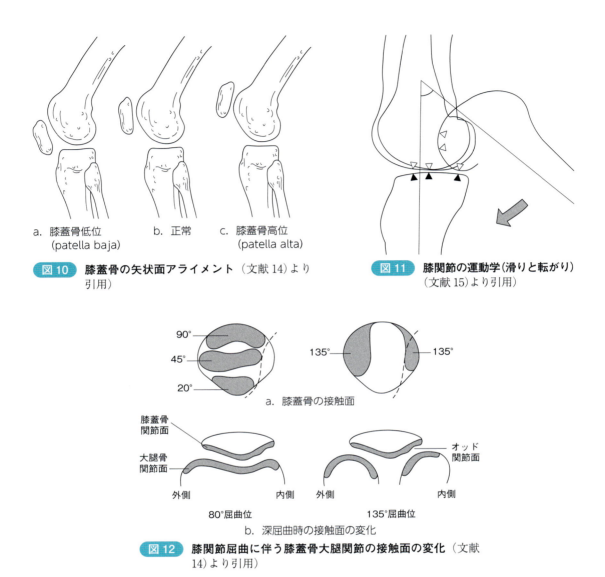

図10 膝蓋骨の矢状面アライメント（文献14）より引用）

図11 膝関節の運動学（滑りと転がり）（文献15）より引用）

図12 膝関節屈曲に伴う膝蓋骨大腿関節の接触面の変化（文献14）より引用）

り，膝関節の屈曲最終域では滑り運動のみとなる．また，大腿骨顆部の非対称性により，外側顆がより大きく移動する．膝関節の屈曲位から伸展していく際は，最終域において下腿が大腿に対して約15°外旋するscrew home movementが生じる．

　膝蓋骨は，膝関節の伸展位からの屈曲に伴って膝蓋大腿関節面を内下方に向かい，後方に傾斜する．膝関節の屈曲角度に応じて，異なる部位が大腿骨顆部と接触する[15]（図12）．

4）日常生活動作時の膝関節にかかる負荷

　膝蓋大腿関節には，歩行時には体重の0.3倍，階段昇段では2.5倍，階段降段では3.5倍，しゃがみ込みでは7倍かかる[14]．膝関節にかかる関節モーメントの観点では，健常高齢者が

表2 健常高齢者における日常生活動作中の膝関節にかかる伸展モーメント

椅子からの立ち上がり	73%
椅子への着座	69%
歩行	101%
段差昇降（昇段）	103%
段差昇降（降段）	120%

最大等尺性膝関節伸展筋トルクを100%とする

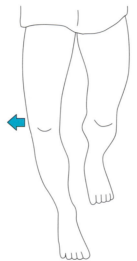

図13 歩行立脚期における外側動揺（変形性膝関節症に特有の所見）

ADLを達成するためには，最大膝関節伸展筋トルクの70〜120%の筋力が要求される[18]（表2）．

関節モーメントの観点では，片脚立位時に膝関節には内反モーメントが生じる．この際，膝関節外側の腸脛靱帯，外側膝蓋支帯などの安定化機構が外側への偏位を制動している[15]．特に膝OA患者では，関節変形の進行に伴い歩行立脚時の膝関節内反モーメントが増大する外側動揺（lateral thrust）が生じる[19]．これは関節動揺性を要因とする，膝OA患者に特有の所見である（図13）．

文献

1) Hunter DJ, et al：Osteoarthritis. *BMJ* **332**：639-642, 2006
2) Felson DT：Developments in the clinical understanding of osteoarthritis. *Arthritis Res Ther* **11**：203, 2009
3) Burstein D, et al："Why aren't we there yet" Re-examining standard paradigms in imaging of OA：summary of the 2nd annual workshop on imaging based measures of osteoarthritis. *Osteoarthritis*

Cartilage **17**：571-578, 2009
4) Guermazi A, et al：Prevalence of abnormalities in knees detected by MRI in adults without knee osteoarthritis：population based observational study（Framingham Osteoarthritis Study）. *BMJ* **345**：e5339, 2012
5) 立花陽明：変形性膝関節症の診断と治療. 理学療法科学 **20**：235-240, 2005
6) Rice DA, et al：Quadriceps Arthrogenic Muscle Inhibition：Neural Mechanisms and Treatment Perspectives. *Semin Arthritis Rheum* **40**：250-266, 2010
7) Yoshimura N, et al：Prevalence of knee osteoarthritis, lumbar spondylosis, and osteoporosis in Japanese men and women：the research on osteoarthritis/osteoporosis against disability study. *J Bone Miner Metab* **27**：620-628, 2009
8) Muraki S, et al：Prevalence of radiographic osteoarthritis and its association with knee pain in the elderly of Japanese population-based cohorts：The ROAD study. *Osteoarthritis Cartilage* **17**：1137-1143, 2009
9) Blagojevic M, et al：Risk factors for onset of osteoarthritis of the knee in older adults：a systematic review and meta-analysis. *Osteoarthritis Cartilage* **18**：24-33, 2010
10) Louboutin H, et al：Osteoarthritis in patients with anterior cruciate ligament ruputure：A review of risk factors. *Knee* **16**：239-244, 2009
11) Richmond SA, et al：Are Joint Injury, Sports Activity, Physical Activity, Obesity, or Occupational Activities Predictors for Osteoarthritis? A Systematic Review. *J Orthop Sports Phys Ther* **43**：515-524, 2013
12) Segal NA, et al：Is quadriceps muscle weakness a risk factor for incident or progressive knee osteoarthritis? *Phys Sportsmed* **39**：44-50, 2011
13) Omori G：Epidemiology of Knee Osteoarthritis. *Acta Medica et Biologica* **53**：1-11, 2005
14) Magee DJ：Orthopedic Physical Assessment 3rd edition. Saunders, London, 1997
15) Bousquet G, 他（著），弓削大四郎（監訳）：図解・膝の機能解剖と靱帯損傷. 協同医書出版社, 1995
16) Young A, et al：Size and strength of the quadriceps muscles of old and young women. *Eur J Clin Invest* **14**：282-287, 1984
17) Young A, et al：Size and strength of the quadriceps muscles of old and young men. *Clin Physiol* **5**：145-154, 1985
18) Samuel D, et al：The functional demand（FD）placed on the knee and hip of older adults during every activities. *Arch Gerontol Geriatr* **57**：192-197, 2013
19) Alison Chang, et al：Thrust during ambulation and the progression of knee osteoarthritis. *Arthritis Rheum* **50**：3897-3903, 2004

（美﨑定也）

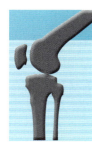

第 2 節　治療の概要

2-1　予防

　変形性膝関節症（以下，膝 OA）の予防においては，先に述べた発症のリスクファクターの観点から体重の管理が欠かせない．体重を管理するためには，食事療法とともに運動療法が必要とされている．運動療法による膝 OA の予防効果は明らかではないものの，体重管理による二次的な予防効果を見込める可能性がある．さらに，重い荷物を持ち上げる，ひざまずく，窮屈な場所での作業などもリスクファクターとされているため[1]，実現可能な範囲での作業環境の見直しを勧める．これらのような自己管理ができるように情報を提供する．

2-2　保存的治療

　膝 OA 患者を対象としたランダム化比較試験とそのシステマティックレビューが散見される．Osteoarthritis Research Society International（OARSI）による膝 OA 治療ガイドラインでは，非薬物療法と薬物療法の併用が推奨されている[2]．膝 OA 治療のアルゴリズムを図1に示す．最近の臨床研究において，膝 OA 患者の約 50％がなんらかの補完代替療法を受けていることが報告されている[4]．今後もさらなる治療の多様化が進むものと推察されるが，十分な根拠が提示された治療方法を第一選択とすべきである．

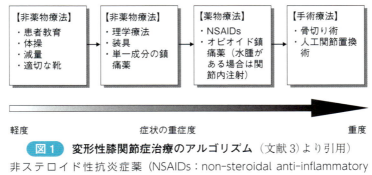

図1　変形性膝関節症治療のアルゴリズム（文献3）より引用）
非ステロイド性抗炎症薬（NSAIDs：non-steroidal anti-inflammatory drugs）

補完代替療法：通常の医療外の治療方法であり，通常の医療とともに，あるいは代わりに用いられる．まだ科学的にその効果は証明されていないことが多い[5]．鍼灸・指圧，ヨガ，カイロプラクティック，ハーブ療法，サプリメントなどをいう．

1）運動療法

　大腿四頭筋を中心とした筋力トレーニング，有酸素運動は症状の軽減に有効であるとされる．例えば，水中運動療法は水圧による抵抗運動ができること，膝関節への体重負荷を減じながら実施できること，リラクセーション効果が得られることから，対象によっては効率的な方法であろう．特に理学療法士による個別療法は，膝 OA 患者自身によるホームエクササイズより症状軽減の効果が高いとされる．

2）徒手療法

　症候性膝 OA に対する徒手療法は，疼痛閾値を高め，身体機能を改善させるとされている[6]．

3）物理療法

　温熱療法は，膝 OA 患者の症状緩和に有効であるとされる．2010 年のシステマティックレビュー[7]において，膝 OA 患者に対する連続波による超音波療法の効果が述べられている．経皮的電気神経刺激療法（TENS：transcutaneous electrical nerve stimulation）は，短期的な疼痛コントロールに有効であるとされる[8]．これらの物理療法は，膝 OA の症状管理において一般的に用いられている方法であろう．以前より，低出力レーザーによる症状緩和の有効性についても議論されてきたが，一定の見解は得られていない．これらのことから，膝 OA 患者に対する物理療法は，臨床症状および症状の経過を十分に聴取・観察したうえで適用を判断するべきである．

患者個々の状態に見合った理学療法を展開するためには，運動療法，徒手療法，物理療法などを組み合わせて治療プログラムを立てるべきで，ある特定の手技だけにこだわるべきではない．

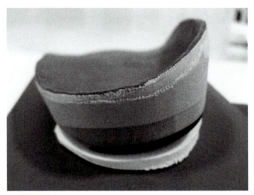

図2　足底板療法（外側ヒールウェッジ）

4）装具療法

外側楔状（ヒールエッジ）足底板（図2）は，内側膝OAを有する患者の症状緩和に有効である．膝関節の外側動揺の軽減にも効果があると報告されているが，一方では効果は認められないという報告もあり，一致した見解は得られていない．軽度から中等度の内反または外反がみられる膝OA患者において，膝関節装具は痛みを緩和し，膝関節を安定させ，転倒のリスクを低下させる．杖，歩行器などの歩行補助具の使用に関しては，症状緩和の有効性は研究されていないものの，運動力学的観点から推奨されている．

5）薬物療法

膝OA治療ガイドライン[1]によると，症候性膝OA患者では経口非ステロイド性抗炎症薬（NSAIDs：non-steroidal anti-inflammatory drugs）を最小有効用量にて使用すべきであるが，消化管の出血などの合併症を引き起こすリスクを考慮し，長期投与は可能な限り回避することとされている．一方，外用NSAIDsは安全に使用が可能であるとして推奨されている．

副腎皮質ステロイド関節内注射は，膝OA患者の治療として半世紀以上にわたり使用されている．特に経口鎮痛薬，抗炎症薬が十分に奏効しない中程度から重度の痛みがある場合に適用される．しかしながら，副作用のリスクを低減させるため，1年に4回以上繰り返して行うことは推奨されていない．

ヒアルロン酸関節内注射は，膝OA患者において有効な場合があり，副腎皮質ステロイド関節内注射に比較して，その作用発現は遅いが，症状緩和の作用は長く持続することが特徴とされている．

2-3 観血的治療

1）関節鏡視下デブリドマン

　関節鏡視下デブリドマンは，関節洗浄，遊離体や断裂半月板の除去，骨棘の切除などを含む手技である．これらの手技の有効性および適応については議論が続いている．膝OAに対する関節鏡視下デブリドマンと，皮膚切開のみのプラセボ手術を比較した試験では，術後2年での疼痛および身体機能のアウトカムに有意な差は認められなかった[9]．また，半月板損傷を伴う膝OAに対する関節鏡視下半月板部分切除術は，理学療法と比較して術後6カ月の身体機能に差を認めなかったという報告がある[10]．

2）高位脛骨骨切り術

　高位脛骨骨切り術（HTO：high tibial osteotomy）は，内側膝OAの観血的治療として身体活動性の高い若年者（40～55歳）に推奨されている．HTO後，平均約3年経過時におけるスポーツ実施状況は，術前と同様との報告がある[11]．HTOの適応は，初期の変形，膝関節可動域が保たれていること，前十字靱帯に損傷がないこととされている[12]．HTOの目的は，内反変形の矯正（リアライメント）によって荷重を外側に分散させ，内側の負荷を軽減させることである．HTOは人工膝関節全置換術の施行を遅らせる方法として位置づけられており，人工膝関節全置換術までの平均期間は6～7年と報告されている[13]．

3）人工膝関節置換術

　非薬物療法と薬物療法の併用によって十分な痛みの緩和と機能改善が得られない場合，観血的治療が選択されることとなるが，現状では人工膝関節置換術が有効かつ費用対効果の高い手段とされている．近年，人工膝関節置換術後のQOL（quality of life）向上のため，スポーツやレクリエーションに参加する者も増加している．

　人工膝関節置換術は，人工膝関節単顆置換術（UKA：unicompartmental knee arthroplasty；図3）と人工膝関節全置換術（TKA：total knee arthroplasty；図4）があり，関節変形の程度，患者の全身状態などに応じて選択される．両者を比較した臨床研究[14]において，膝関節の疼痛，機能および日常生活動作の達成度は同等であったが，関節可動域はUKAがより良好であることが示されている．自験例においても同様の結果であった[15]．人工関節置換術の10年生存率においては，UKAが90%であるのに対して，TKAは95%であった[14]．

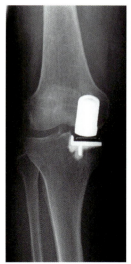 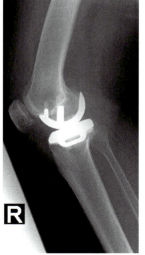 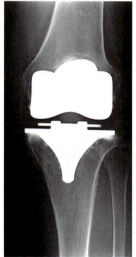 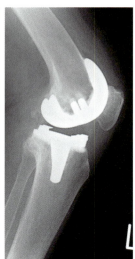

a. X線正面像　　　　b. X線側面像　　　　　　a. X線正面像　　　　b. X線側面像

図3　人工膝関節単顆置換術　　　　　　　　図4　人工膝関節全置換術

 手術件数と人工関節登録制度：わが国における2012年度の人工膝関節手術件数は，75,567件（TKAでは69,437件，UKAでは6,130件）であった．これは人工関節メーカーの出荷実績に基づいている．2006年より，全国の大学病院および手術件数上位施設を対象とした日本人工関節登録制度が開始された．登録されたデータの横断的・縦断的分析により，適切な手術手技，インプラント製品などの情報が臨床現場に提供されている．

文献

1) Richmond SA, et al：Are Joint Injury, Sports Activity, Physical Activity, Obesity, or Occupational Activities Predictors for Osteoarthritis? A Systematic Review. *J Orthop Sports Phys Ther* **43**：515-524, 2013
2) Zhang W, et al：OARSI recommendations for the management of hip and knee osteoarthritis, PartⅡ：OARSI evidence-based, expert consensus guidelines. *Osteoarthritis Cartilage* **16**：137-162, 2008
3) Hunter DJ, et al：Osteoarthritis. *BMJ* **332**：639-642, 2006
4) Lapane KL, et al：Use of complementary and alternative medicine among patients with radiographic-confirmed knee osteoarthritis. *Osteoarthritis Cartilage* **20**：22-18, 2012
5) National Center for Complementary and Alternative Medicine. What is complementary and alternative medicine（CAM）？（http://nccam.nih.gov/health/whatiscam；2014年12月19日閲覧）
6) Moss P, et al：The initial effects of knee joint mobilization on osteoarthritic hyperalgesia. *Man Ther* **12**：109-118, 2007
7) Loyola-Sánchez A, et al：Efficacy of ultrasound therapy for the management of knee osteoarthritis：a systematic review with meta-analysis. *Osteoarthritis Cartilage* **18**：1117-1126, 2010
8) Bjordal JM, et al：Short-term efficacy of physical interventions in osteoarthritic knee pain. A systematic

review and meta-analysis of randomized placebo-controlled trials. *BMC Musculoskelet Disord* **8**：51, 2007
9) J Bruce Moseley, et al：A Controlled Trial of Arthroscopic Surgery for Osteoarthritis of the Knee. *N Engl J Med* **347**：81-88, 2002
10) Katz JN, et al：Surgery versus Physical Therapy for a Meniscal Tear and Osteoarthritis. *N Engl J Med* **368**：1675-1684, 2013
11) Salzmann GM, et al：Sporting Activity After High Tibial Osteotomy for the Treatment of Medial Compartment Knee Osteoarthritis. *Am J Sports Med* **37**：312-318, 2009
12) Dowd GS, et al：High tibial osteotomy for medial compartment osteoarthritis. *Knee* **13**：87-92, 2006
13) van Raaij TM, et al：Total knee arthroplasty after high tibial osteotomy. A systematic review. *BMC Musculoskelet Disord* **10**：88, 2009
14) Lyons MC, et al：Unicompartmental Vwrsus Total Knee Arthroplasty Database analysis. Is there a Winner? *Clin Orthop Relat Res* **470**：84-90, 2012
15) 大島理絵，他：人工膝関節置換術後の疼痛および身体機能の回復過程．理学療法東京（投稿中）
16) http://www.yano.co.jp/market_reports/C54202700（2014年12月19日閲覧）

（美﨑定也）

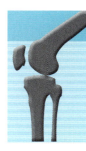

第3節 人工膝関節全置換術と術後管理

3-1 はじめに

　術後のリハビリテーションを開始するにあたって，執刀医や手術記録から，関節の展開方法，使用機種，術中可動域など，手術に関する情報を得ることは必須である．ここでは，基本的な人工膝関節全置換術（TKA：total knee arthroplasty）の機種のデザインやX線像の見方，術前の手術計画，手術手技などについて解説する．

1）人工膝関節全置換術の構造

a．大腿骨コンポーネント（図1）

　大腿骨コンポーネントは，大腿骨顆部の解剖学的形状を再現している．硬度が高いため摩耗率が低く，高い弾性率をもち，耐食性に優れているコバルトクロム合金が主に用いられている．また，耐摩耗性ならびに金属アレルギー対策の点から，セラミックやコンポーネント表面にオキシニウムがコーティングされた機種もある．

b．インサート（図1）

　インサートは，超高分子量ポリエチレン（UHMWPE；ultra-high molecular weight polyethylene）で製造されている．人工関節の長期使用により，ポリエチレンの酸化・摩耗が生じ，その摩耗粉がコンポーネントのゆるみの原因となるため，材質や製造方法，抗酸化物質

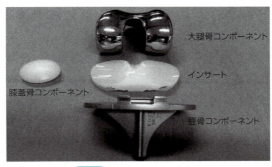

図1　人工膝関節の構造

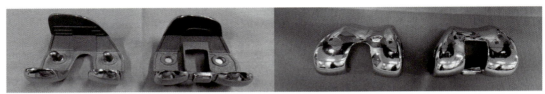

a. CR型（後面）　　b. PS型（後面）　　c. CR型（前面）　　d. PS型（前面）

図2　人工膝関節のデザイン

の含有，滅菌法の改良がされている．

c. 脛骨コンポーネント（図1）

脛骨コンポーネントは，脛骨側の関節面を支える役割をしている．オールポリエチレンのものもあるが，生体親和性に優れ，軽く，耐食性がよいチタン合金が主に用いられている．弾性率が低く，摩耗率が高いため，関節摺動面には適さない．

d. 膝蓋骨コンポーネント（図1）

膝蓋骨コンポーネントは，オールポリエチレンが主に用いられる．膝蓋骨の置換の有無は，いまだに議論の分かれるところである．

2）人工膝関節全置換術のデザイン

a. 後十字靱帯温存型（図2a）

膝関節内には，前十字靱帯（ACL：anterior cruciate ligament）と後十字靱帯（PCL：posterior cruciate ligament）が存在するが，人工膝関節においては脛骨コンポーネントを挿入するために，ACLは必ず切除しないといけない．この後十字靱帯温存型（CR型：posterior cruciate retaining）は，PCLを温存した機種である．PCLを温存することの利点としては，PCLが荷重伝達を行い応力が低減する，後方安定性に寄与する（後方脱臼を防ぐ），ロールバック（rollback）運動を誘発する，レバーアームが長くなり伸展筋力の効率が向上する，PCLが関節の固有位置覚に関与する，などがある．顆間のboxを掘る必要がないため，骨の温存もできる．しかし，PCLが変性している症例も多く，手術手技に依存する場合がある．

b. 後十字靱帯代償型（図2b）

後十字靱帯代償型（PS型：posterior stabilized）はPCLを切除した機種である．PS型の人工膝関節のデザインが，PCLの機能を代償しており，膝関節を屈曲するにつれて大腿骨コンポーネントのカム（cam）がインサートのポスト（post）と接触し，カムがポストに誘導されて人工的なロールバック運動が誘発される．特に手術手技の依存が少なく，関節可動域（ROM：range of motion）も安定しているといわれている．PS型の特徴的な合併症として，

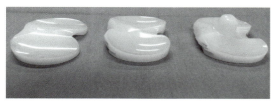

| a. CR 型 | b. CS 型 | c. PS 型 | | a. 脛骨コンポーネント | b. インサート |

図3　インサートの形態の違い　　　　図4　mobile 型コンポーネント

patellar clunk syndrome，ポストの摩耗，破損が報告されている．

用語解説　patella clunk syndrome：膝蓋骨周辺に生じた瘢痕組織が大腿骨コンポーネントの顆間の box に入り込み，屈曲時に軋轢音，ロッキング（locking）を発生する．

c. CS 型（図3）

CS 型（cruciate substituting, cruciate sacrifice）では，大腿骨コンポーネントは CR 型を使用し，インサートが深い皿状にデザインされた（deep dish）ものである．deep dish のため，大腿骨コンポーネントとの適合性が良好で安定性が得られる．しかし，回旋に対する自由度が低下するため，ストレスがインサートの辺縁や脛骨コンポーネントと骨の境界面に生じやすく，摩耗やゆるみの原因となる．PCL 温存の有無についてはインプラントのデザインで分かれるところである．

d. mobile 型（図4）

mobile 型は，インサートと脛骨コンポーネントに拘束性がなく可動性がある機種である．この機種は，大腿骨コンポーネントとインサートとの適合性が高く，インサートと脛骨コンポーネントとの間に拘束性がないため，摩耗が少なく，回旋許容度が高いので，セルフアライメント機能があると考えられている．しかし，接触面が2つになるので，むしろ摩耗が多いと考えられたり，靱帯バランス不良例ではインサートが脱転したりする危険がある．

e. constrained 型（図5）

ACL，PCL の機能のみならず，内側側副靱帯（MCL：medial collateral ligament）や外側側副靱帯（LCL：lateral collateral ligament）の機能不全で，内側および外側の支持機構が失われている時や，大きな骨欠損を伴う時，再置換術などの時には，膝の安定性を得るために人工膝関節自体に拘束性をもたせる必要がある．特に，PS 型と比較してポストが大きい．ま

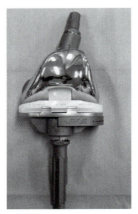

図5 constrained 型

た，大腿骨コンポーネントと脛骨コンポーネントをヒンジ結合した機種もある．

f. BCS-TKA

BCS-TKA（bi-cruciate stabilized-TKA）は，人工膝関節のカムとポスト構造にACLとPCLの両方の機能をもたせ，正常の膝の動きであるmedial pivot patternを再現させるように人工膝関節のコンポーネントを作製したものである．安定性を獲得できるものの，ポストの破損の合併症のリスクがあり，手術適応と手術手技に注意を要する．

g. BCR-TKA

BCR-TKA（bi-cruciate retaining-TKA）は，ACLとPCLが残存している膝に対し，ACLとPCLの両方を温存してTKAを行うものである．過去にも成功と失敗を繰り返しているが，マテリアルの改良により改善され，新機種が海外では導入されており，今後日本でも導入予定である．

3）MIS-TKA

MIS（minimally invasive surgery）-TKAは，できるだけ侵襲を減らす手術という概念で，TKAにも導入された．定義を明確にすることは難しいが，皮切が10cm前後と小さく，膝蓋骨を翻転させないで，大腿四頭筋に対する侵襲をできる限り少なくする手術である．皮切を小さくするためには，膝蓋骨上縁付近から脛骨粗面への正中切開，または膝蓋骨内上縁から脛骨粗面内側に向かう切開が主に用いられている．関節進入は，mini-medial parapatellar approach，mini-midvastus approach，subvastus approach，quad sparing approachなどが用いられる．コンポーネントは従来法と同じであるが，皮切が小さいため，骨切りをする機器が従来法より小型化されている．

MIS-TKA は，従来法と比較して長期経過では有意差がないと報告されているが，術後の疼痛が少なく，リハビリテーションが早期に行え，入院期間が短いことは患者にとってはメリットであると考えている．しかし，手術視野が不十分なため，コンポーネントが設置不良になることがある．また，手術にはラーニングカーブ（learning curve）があるとされ，MIS-TKA を正確に行うには十分な経験が必要である．

4）人工膝関節単顆置換術

人工膝関節単顆置換術（UKA：unicompartmental knee arthroplasty）は，膝の単顆のみを人工関節に置換する術式である．UKA の手術適応は，①アライメントがストレス撮影にて矯正可能であること，②ACL が残存していること，③膝関節 ROM が比較的保たれている（屈曲拘縮は 15°以下，屈曲 110°可能）こと，を満たす変形性膝関節症や大腿骨骨壊死である．以前は，UKA の成績は良好とはいえなかったため，70 歳以上で活動性が低い症例が適応とされていた．しかし，現在は MIS-UKA による方法が一般的になり，機種も優れ，長期成績が良好となったため，比較的若くても UKA を行う症例が増えてきている．UKA の機種には，インサートが固定された fixed タイプと可動する mobile タイプがあるが，長期成績では大差がないとされる．

3-2 術前の手術計画

良好な術後成績を収めるためには，術前の手術計画が欠かせない．まずは，正面（非荷重，荷重時），側面，軸射，下肢全長，正面内反・外反ストレス，Rosenberg 撮影などの X 線像，CT，MRI を撮影する．次に，大腿・脛骨コンポーネントのサイズ，アライメント，骨切り量を決定するとともに，術中にさらに必要となる処置をあらかじめ予想する．

正面像，側面像より，テンプレート（図 6）を用いて，大腿骨・脛骨コンポーネントのサイズを計測する．人工膝関節の目標とするアライメントは，正面像において人工膝関節の中央が Mikulicz line を通ることである．そのためには，大腿骨を大腿骨機能軸に対して垂直に骨切りし，脛骨も脛骨機能軸に対して垂直に骨切りすればよい（図 7, 8）．

大腿骨の回旋アライメントは，膝蓋骨の適合（トラッキング）ならびにギャップ作成に対して非常に重要である．術中に大腿骨の解剖学的ランドマークを確認することは困難なため，CT または MRI より大腿骨後顆軸（PCA：posterior condylar axis）と内側・外側上顆突起部を結ぶ CEA（clinical epicandylar axis），内側上顆溝と外側上顆突起部を結ぶ SEA（surgical epicondylar axis）の位置関係を確認し，PCA に対して CEA，SEA が何度回旋しているか測定しておく（図 9）．なお，大腿骨コンポーネントの設置不良によって生じる問題を表 1 に示す．

大腿骨遠位は，大腿骨遠位端からコンポーネントの厚みぶんの骨切りを行う．しかし，骨

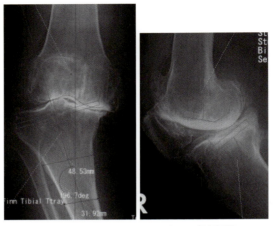

a. X線正面像　　　b. X線側面像

図6 術前テンプレーティング

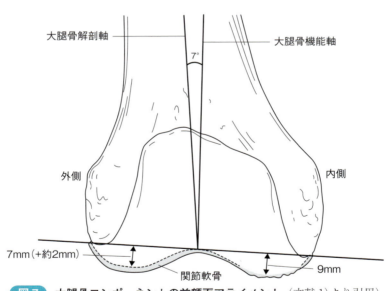

図7 大腿骨コンポーネントの前額面アライメント（文献1）より引用）

　欠損が多い場合，顆間と大腿骨遠位端との距離が短くなり，コンポーネントの厚みぶんを骨切除するとjoint lineが上昇することがあるため注意を要する（図10）．よって，大腿骨後方皮質とインサートとのインピンジメントを避け，膝関節の深屈曲が得られるようposterior condylar offset（図11）を適切にとるように計画する．これらは膝関節の屈曲可動域を確保するための重要な手順である．

　脛骨の骨切りは，機種にもよるが最も薄いインサートが入るように約10 mmを目標にする．できるだけ骨欠損がないように骨切りを進めるが，骨切除が13 mm以上を超えると骨強度が落ちるといわれているため，骨欠損が予想される場合は，骨移植やaugmentation（図12）

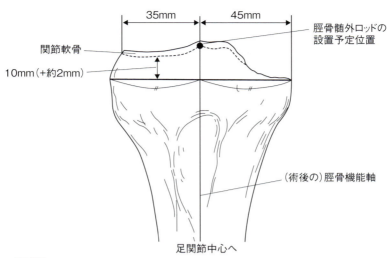

図8 脛骨コンポーネントのアライメント（文献1）より一部改変引用）

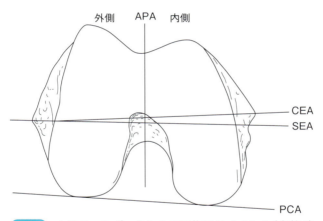

図9 大腿骨コンポーネントの回旋アライメント（文献1）より一部改変引用）

APA：antero posterior axis, CEA：clinical epicondylar axis, SEA：surgical epicondylar axis, PCA：posterior condylar axis

表1 大腿骨コンポーネントの設置不良によって生じる問題

設置位置	問題点
近 位	側副靱帯が伸展時に弛緩し，屈曲時に緊張する（膝関節伸展時の不安定性，膝関節屈曲制限を生じる）
遠 位	側副靱帯が伸展時に緊張し，屈曲時に弛緩する（膝関節伸展制限，膝関節屈曲時の不安定性を生じる）
前 方	側副靱帯が伸展時に緊張し，屈曲時に弛緩する
後 方	側副靱帯が伸展時に弛緩し，屈曲時に緊張する
内 側	膝蓋骨のトラッキングが不良となり，膝蓋骨脱臼の原因となる
内旋位	外側支帯の緊張が増加し，膝蓋骨脱臼の原因となる

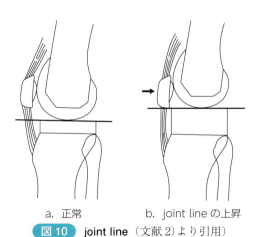

図10 joint line（文献2）より引用

a. 正常　　b. joint line の上昇

loint line が上昇した場合，MCL や PCL が過緊張となる．また，相対的に膝蓋骨低位となるため，膝蓋骨とインサートがインピンジメントし，膝蓋大腿関節のトラッキングが不良となり，深屈曲制限の原因となる

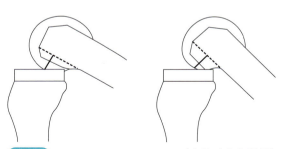

図11 posterior condylar offset（文献2）より引用

大腿骨骨幹部の後方皮質から大腿骨後顆までの距離が大きいほうが膝関節の屈曲角度が大きくなる（左図より右図が大きい）

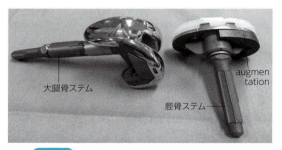

図12 骨欠損に対する augmentation 例

表2 脛骨コンポーネントの設置不良による問題

設置位置	問題点
前　方	膝蓋腱とコンポーネントの衝突による膝蓋腱の疼痛，膝関節屈曲制限を生じる
後　方	側副靱帯の緊張が増加し，膝関節伸展制限を生じる
内旋位	外側支帯の緊張が増加し，膝蓋骨脱臼の原因となる

の準備を進める．脛骨の骨切りの後方傾斜角は，CR 型と PS 型で異なるが，それぞれ 3〜7°，0°にデザインされている．脛骨コンポーネントの設置不良によって生じる問題を表2に示す．なお近年，CT，MRI から PSI（patient specific instrument；図13）の骨切りガイドを作製することもある．

そのほかにも，CT や MRI で骨棘の位置や PCL の状態，ベーカー嚢腫の有無などを確認することも，手術をするうえで重要である．例えば，膝関節内側の骨棘切除による術後の関節不安定性，または後方の骨棘の残存による屈曲可動域制限（後方クリアランス；図14）な

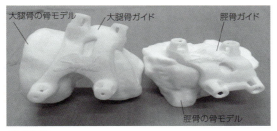

図13 patient specific instrument（signature：BIOMET社）

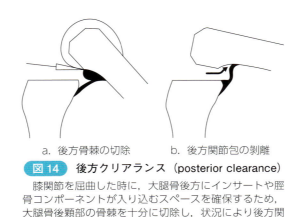

a. 後方骨棘の切除　　b. 後方関節包の剥離

図14 後方クリアランス（posterior clearance）

膝関節を屈曲した時に，大腿骨後方にインサートや脛骨コンポーネントが入り込むスペースを確保するため，大腿骨後顆部の骨棘を十分に切除し，状況により後方関節包を剥離する

ど，切除の必要性を十分検討しておかなければならない．また，PCLの状態に応じてPS型に変更する可能性があることも予測しておく．

3-3　手術手技

1）皮切

　ランドマークにマーキングした後，メスを用いて皮膚に切開を加える（図15a, b）．主にanterior midline incision, medial parapatellar incision, lateral parapatellar incisionの3つの皮切が用いられる（図16）．anterior midline incisionは，皮切がLanger's lineに直行することから瘢痕が生じやすく，ひざまずく生活習慣のある日本ではmedial parapatellar incisionが一般的に選択されることが多い．lateral parapatellar incisionは，主に外反変形の膝に用いられる．

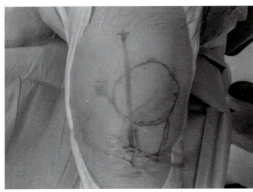 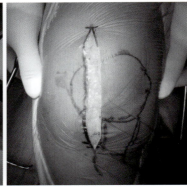

a. ランドマークのマーキング　　　　　　b. 皮切

図 15

a．膝蓋骨 2 cm 上方から脛骨隆起内側まで皮切の線を引く
b．膝蓋骨 2 cm 上方から脛骨隆起内側までの medial parapatellar incision で皮切を加える

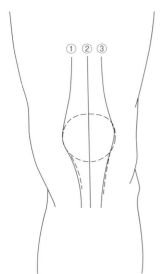

①medial parapatellar incision：膝蓋骨近位から内側縁上を通り，脛骨粗面内側に至る緩やかな弓状切開

②anterior midline incision：膝蓋骨近位から脛骨粗面に至る正中切開

③lateral parapatellar incision：膝蓋骨近位から外側縁上を通り，脛骨粗面外側に至る緩やかな弓状切開

図 16　皮切の方法

2）展開，関節包切開

　次に皮下組織を切開して関節包を露出する（図 17）．展開方法には，medial parapatellar approach, midvastus approach, subvastus approach など，さまざまな方法がある（図 18）．

3）骨切り

　ここでは measured resection method による骨切りを解説する．膝関節を屈曲させ，大腿骨を露出する．ACL を切除した後，大腿骨遠位骨切りガイドを用いて大腿骨遠位を骨切りす

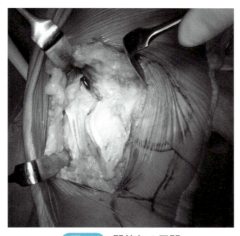

図17 関節包の展開

皮下組織を展開し，関節包を露出する．本症例はMidvastus法で関節内に侵入した

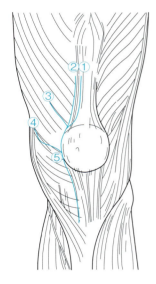

①medial parapatellar approach：膝蓋骨上縁の約3横指近位より，大腿四頭筋腱の内側1/3から膝蓋骨内上縁に向かって展開する

②trivector-retaining approach：膝蓋骨上縁の約3横指近位より，大腿四頭筋腱の内縁より1cm内側から膝蓋骨内上縁に向かって展開する

③midvastus approach：膝蓋骨上内縁から内側広筋の線維に沿って展開する

④subvastus approach：内側広筋斜走線維（VMO）付着部より内側広筋下縁に沿って展開する

⑤quad sparing approach：VMO付着部より膝蓋骨内縁に沿って展開する

図18 関節包の展開方法

る（図19）．次いで，脛骨の骨切りガイドを用いて脛骨近位を骨切りする（図20）．膝関節を伸展位に戻し，術前に計画したとおり骨切りできているか，内反・外反の安定性は適切か，スペーサーを用いて確認する．それから大腿骨の回旋を決定し，大腿骨4面骨切りガイドを用いて骨切りする（図21）．膝蓋骨を置換する場合，膝蓋骨コンポーネントぶんの厚みを骨切りし，固定用のペグ穴を開ける（図22）．

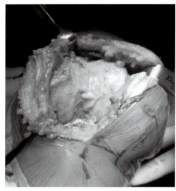 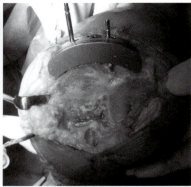

　　　a．大腿骨関節面の露出　　　　b．骨切りガイドの設置

図19 大腿骨遠位の骨切り

膝関節を屈曲させ，大腿骨を露出する．前十字靱帯を切除し，大腿骨遠位骨切りガイドを用いて大腿骨遠位を骨切りする

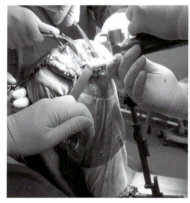 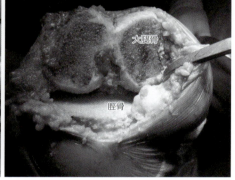

　　　a．振動骨鋸による骨切り　　　　b．骨切り後の脛骨

図20 脛骨近位の骨切り

脛骨骨切りガイドを用いて，脛骨近位を骨切りする

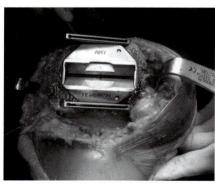 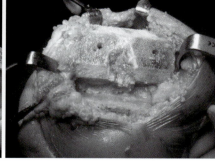

　　　a．4面骨切りガイドの設置　　　　b．骨切り後の大腿骨

図21 大腿骨の4面の骨切り

大腿骨の回旋を決定後，4面骨切りガイドを用いて大腿骨の4面を骨切りする

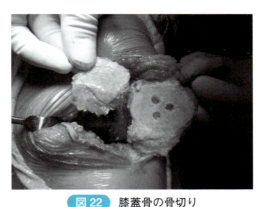

図22 膝蓋骨の骨切り

膝蓋骨を置換する場合，膝蓋骨インプラントぶんを骨切りし，固定するためのペグ穴を開ける

> **用語解説**
>
> measured resection method と flexion-extension gap technique：measured resection method とは，大腿骨の遠位部および後顆部，脛骨近位部の骨切りの厚さを，挿入される大腿骨・脛骨コンポーネントと同じ厚さにする方法である．靱帯の緊張は考慮されていないため，骨切り後に軟部組織を剥離し，靱帯のバランスをとる必要がある．別名 independent cut ともいわれている．一方，flexion-extension gap technique は大腿骨後顆部と脛骨近位部の骨切りより生じる flexion gap と，大腿骨遠位部と脛骨近位部の骨切りにより生じる extension gap を同じにする方法である．両 gap を同じにすることにより，適正な靱帯バランスが得られる．別名 dependent cut ともいわれている．

4）トライアルの挿入

仮の大腿骨・脛骨コンポーネントを挿入し，ガイドを用いてアライメントを確認する（図23）．続けて，膝関節の屈曲および伸展，膝蓋骨の適合を確認する（図24）．また必要に応じて，膝関節内側の軟部組織の剥離，PCL の剥離，外側支帯解離（lateral release）を行う（図25）．

> **用語解説**
>
> 外側支帯解離（lateral release）：膝関節屈曲時に膝蓋骨が外側に脱臼または亜脱臼を生じる場合，外側支帯を解離し，膝蓋骨の適合性を得る方法である．膝関節を90°屈曲した際，母指で膝蓋骨を抑えないと膝蓋骨が脱臼してしまう場合や，内側支帯を数針縫合しても縫合部が開いてしまう場合は，外側支帯解離を行う適応となる．具体的には，膝蓋骨外側縁から約1.5 cm の部位より，膝蓋骨を中心に外側支帯を前後3 cm 程度縦切開する．膝関節を屈曲させて膝蓋骨が脱臼しないことを確認しながら，緊張のある部分のみ最小限の切開を加える．

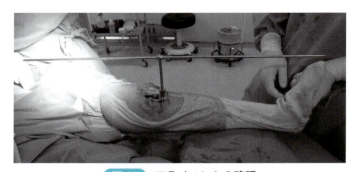

図23 アライメントの確認
トライアルを挿入し，ガイドを用いてアライメントを確認する

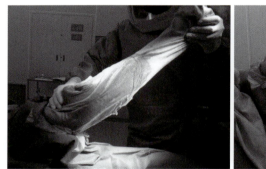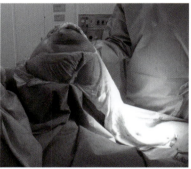

図24 膝関節可動域の確認
膝関節の伸展・屈曲が可能であるか，膝蓋骨の適合が良好か確認する

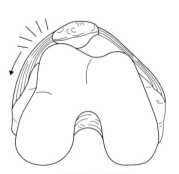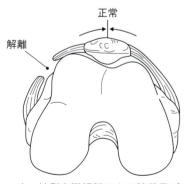

a. 膝蓋骨の亜脱臼　　b. 外側支帯解離により膝蓋骨が正常位置に修整される

図25 外側支帯解離による膝蓋骨の適合（文献3）より引用）

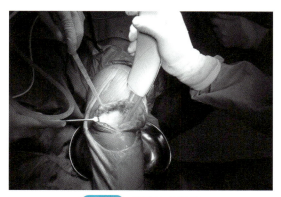

図26 関節内の洗浄

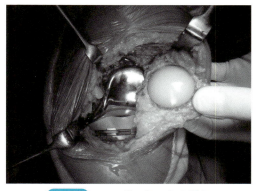

図27 コンポーネントの挿入

骨セメントを用い、脛骨・大腿骨・膝蓋骨コンポーネントの順に固定する．最後に、インサートのトライアルで最終的なインサートの厚さを決定する

5）コンポーネントの挿入

適切なアライメントおよび適正な軟部組織のバランスが獲得された後、コンポーネントを挿入する．ジェット洗浄器を用いて十分に洗浄し（図26）、骨セメントにより、脛骨・大腿骨・膝蓋骨コンポーネントの順に固定する（図27）．セメントレス固定は、骨癒合が得られればセメント固定よりも強固であるが、初期固定に不安が残るため、高齢者や関節リウマチで骨質の悪い症例、PS 型コンポーネント・骨欠損が大きい症例には、主にセメント固定を選択する．そして、最後にインサートを挿入する．

6）関節包の縫合と皮膚閉創

関節包および皮膚を縫合し（図28）、被覆材にて創部を覆い、手術が終了となる．

3-4 術後の X 線評価

X 線の前後像・側面像において、大腿骨コンポーネントの内反・外反（α 角）、脛骨コンポーネントの内反・外反（β 角）、大腿骨コンポーネントの屈曲・伸展位（γ 角）、脛骨コンポーネントの後傾（δ 角）を評価する（図29）．術直後と経過観察時の X 線像を比較し、それぞれの角度に変化がないかを確認する．さらに、軸射で膝蓋骨が大腿骨コンポーネントの膝蓋骨溝の中心にあること（図30）、下肢全長像にて Mikulicz line 上に人工膝関節の中心があること（図31）を確認する．また、clear zone やゆるみがないか、注意深く読影する．

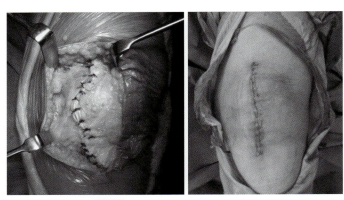

図28 関節包および皮膚の縫合

ていねいに関節包（左図）および皮膚（右図）を縫合し，皮覆材で術創を覆い，手術が終了となる

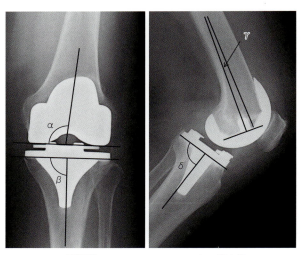

a. 正面像　　b. 側方像

図29 X線によるアライメントの評価

α：大腿骨機能軸と大腿骨コンポーネントのなす角度，β：脛骨機能軸と脛骨コンポーネントのなす角度，γ：大腿骨と大腿骨コンポーネントのなす角度（屈曲角），δ：脛骨と脛骨コンポーネントのなす角度（後傾角）

用語解説　clear zoneとゆるみ：clear zoneとは，X線にてコンポーネントと骨切り面との間に隙間がみられること．症状がなければ経過観察でよいが，進行し拡大してくると人工関節のゆるみの原因になる．X線評価において，2 mmを超えるradiolucent lineはゆるみの徴候である．これはアライメント不良や膝の不安定性によるものが原因とされている．

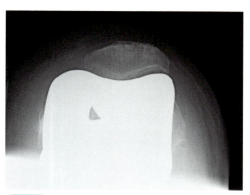

図30 X線軸斜像によるアライメントの評価

膝蓋骨が大腿骨コンポーネントの中心にあることを確認する

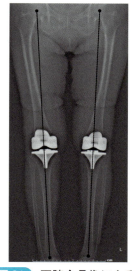

図31 下肢全長像によるアライメントの評価

Mikulicz線が膝関節の中心を通ることが理想的なアライメント

3-5 術後のベッド上での全身管理

　手術による侵襲は麻酔，手術内容・時間，出血量などの影響を受ける．侵襲の種類や大きさなどによって引き起こされる生体反応の強さや持続時間は異なる．一般的には長時間の手術ほど侵襲が大きく生体反応も強い．一方，患者が受容できる侵襲の度合は患者自身の予備能力によるところが大きい．そこで，侵襲の程度と患者の予備能力との相対的な関係を正しく評価しておく．そのうえで，手術後の患者の生体反応を十分に観察し，異常な生体反応に迅速に対応する．

> **エキスパートのコツ**
> 術後に生じうる問題を予測し，合併症の予防と早期発見に努める．また，苦痛・不安が緩和できるよう援助する．

1）循環動態の確認

　意識レベル，バイタルサイン，水分バランスなどを確認する（表3，図32，33）．血圧の計測では，既往歴によりマンシェットの装着が禁忌となる部位があるため，装着可能な部位

表3　循環動態の確認項目

- 意識レベル：JCS（Japan Coma Scale；麻酔からの覚醒状況）
- 血圧
- 脈拍（回数，不整）
- 顔色
- 体温
- 悪寒（シバリング）
- 四肢冷感
- 皮膚の湿潤
- チアノーゼ
- 呼吸状態（回数，パターン，呼吸困難の有無，呼吸音）
- 酸素投与量
- 酸素飽和度
- 気道内分泌物（量，性状）
- 輸液投与量と水分バランス
- 尿の量・性状
- 発汗
- 血液データ

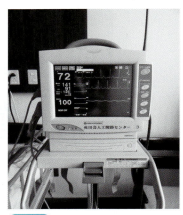

図32　血圧，脈，酸素飽和度，心電図の計測

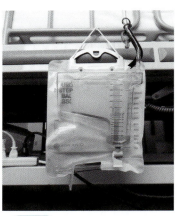

図33　尿の量，性状の確認

を確認しておく．また，術後はせん妄を認める場合があるため注意して観察する．血液データは基準範囲と対比しながら異常値を確認する（表4）．

2）術創部の確認

a. 出血の量と性状の確認

出血がドレッシング材（傷を保護するために巻いたり，覆ったりするものの総称）の外に滲出するほど多い場合には医師の指示を仰ぐ．創部にあてたガーゼ内に出血がある場合はその量を計測し，包帯で圧迫する．術後24〜48時間は基本的には創部の開放はしない（図34）．

b. 感染徴候の確認

手術部位の感染の有無を確認するために，創部の発赤・腫脹・熱感を観察する．また，創部の痛みについても聴取する．

表4 血液検査の項目，基準値，目的

	項目	基準値	検査内容の説明
血算	WBC	3000〜9000/μl	感染症の有無や免疫力低下の診断
	RBC	M430〜570 F380〜500×10⁴/μl	貧血などの診断
	Hb	M13.5〜17.5 F11.5〜15.0 g/dl	貧血の種類の診断
	Htl	M39.7〜52.4 F34.8〜45.0%	
	Plt	14.0〜34.0×10⁴/μl	出血や止血の機能を調べる
生化学	TP	6.8〜8.3 g/dl	血清中の総タンパクの量で肝臓，腎臓の異常がわかる
	ALB	3.8〜5.3 g/dl	栄養状態の指標
	GOT	10〜40 IU/l	肝臓の機能が破壊されると増える
	GPT	5〜45 IU/l	肝臓，胆道系の診断　肝炎，肝硬変など
	γ-GTP	M80 以下 F30 以下　IU/l	アルコールによる肝機能の診断
	T-Bil	0.2〜1.2 mg/dl	肝炎，肝臓癌，胆嚢炎などの病気の診断
	D-Bil	0.0〜0.2 mg/dl	肝疾患などの診断
	CPK	M60〜270 F40〜150 IU/l	心筋梗塞や筋肉の病気を診断
	Glu	70〜109 mg/dl	空腹時の血糖値
	BUN	8.0〜20.0 mg/dl	腎臓の機能を調べる
	Na	137〜147 mEq/l	腎臓機能を診断：高）塩分過剰摂取，低）腎不全
	Cl	98〜108 mEq/l	腎臓機能を診断：高）脱水症など，低）栄養不良など
	K	3.5〜5.0 mEq/l	腎臓機能を診断：高）腎不全，低）腎不全，肝硬変など
血液凝固	CRP	0.30 以下　mg/dl	感染による炎症の程度
	血沈	M10 以下 F15 以下　mm/h	赤血球が沈んでいく速さをみる検査で，感染症や炎症性疾患で増加する
	APTT	25〜36 秒	血液の凝固異常：ワルファリン治療の薬の調節
	PT	9.4〜12.5 秒	血液の凝固異常：ヘパリン療法のモニタリング
	D-ダイマー	0.72 以下　μg/dl	血栓症の診断や治療経過の観察

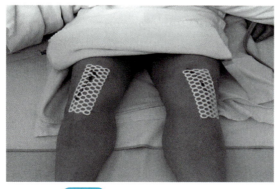

図34　TKA術後の創部管理

用語解説 手術部位感染(SSI：surgical site infection)：術後30日以内に手術部位に生じる感染であり，ハイリスク要因として糖尿病，喫煙，低栄養がある．

3）痛みの管理

術後の痛みは手術侵襲による組織障害や，それに伴う炎症反応などに起因する．この痛みは患者因子，麻酔管理，手術部位・時間・侵襲の程度によって大きく左右される．術後の痛みは患者の身体的・精神的問題に大きく影響するため（表5），患者の訴えをよく聞き，鎮痛の援助を行う．

a．手術室から継続して行う管理―患者調節鎮痛法

患者調節鎮痛法（PCA：patient controlled anesthesia）麻酔科医が手術中から一定量の薬剤を持続的に投与する鎮痛薬持続注入法がある（図35）．投与経路として硬膜外，静脈内，末梢神経ブロックがある．これらの管理によって痛みが自制内でコントロールされる場合は多い．痛みが増大した時には患者自身が操作し薬剤を投与・調整できる機能もある．

カテーテル挿入中は，挿入部からの出血，薬液漏れ，神経障害について確認する．また，PCA器具の破損，カテーテルの閉塞・離断，接続部のゆるみ，テープ固定についても確認する．特に硬膜外投与の場合では，硬膜外血腫やそれによる神経障害が発生する可能性が高いため異常の有無をより慎重に確認する．

b．薬剤の使用

PCAが使用されていても鎮痛が不十分な場合は，医師の指示のもとでベンゾモルファン系オピオイド，非ステロイド性抗炎症薬（NSAIDs：non-steroidal anti-inflammatory drug）などの薬剤を併用する（表6）．薬剤使用時は，患者の全身状態を注意深く観察・アセスメントする．

c．ポジショニング

ベッド上では耐圧分散マットにより褥瘡を予防する．長時間の同一姿勢保持による痛みに対しては，肢位の調整や体位変換を行う（図36）．

d．アイシング

術後に創周囲の皮膚感覚（知覚）が回復してきた段階でアイシングを行う．

表5 術後の痛みによる身体的・精神的問題

身体的問題
- 深呼吸の抑制
- 頻脈
- 血圧上昇
- 代謝亢進，長期臥床による深部静脈血栓症（DVT）リスクの上昇

精神的問題
- 不安
- 恐怖
- 医療スタッフへの不信感

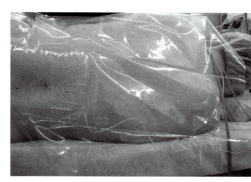 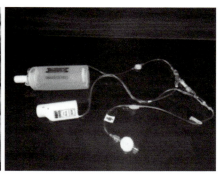

a. 挿入位置　　　　　　　　　　b. 鎮痛機器

図35 患者調節鎮痛法

表6 代表的な鎮痛薬

分類名		薬剤名	適応
フェンタニルピペリジン系オピオイド（麻薬）		フェンタニル	硬膜外，静脈内より持続投与 激しい疼痛（術後疼痛，癌性疼痛）に対する鎮痛
ベンゾモルファン系オピオイド（非麻薬）		ソセゴン	筋肉，静脈注射より投与 術後の鎮痛
オピオイド（非麻薬）		トラムセット	非癌性慢性疼痛の鎮痛
局所麻酔薬		アナペイン	硬膜外より持続投与
全身麻酔薬		ドロレプタン	フェンタニルとの併用による手術時の全身麻酔の補助
NSAIDS	注射剤	ロピオン	手術後の鎮痛他
	内服剤	セレコックス	手術後の消炎・鎮痛，他
		ロキソニン	手術後の消炎・鎮痛，他
	外用剤	ボルダレン坐剤 アンヒバ坐剤	手術後の消炎・鎮痛，他
	経皮用剤	ロキニンパップ モーラステープ	筋肉痛，外傷後の腫脹・疼痛の消炎・鎮痛
神経性疼痛緩和薬		リリカ	神経障害性疼痛の第一選択

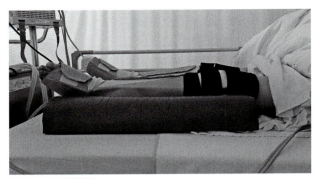

図36　術後のベッド上ポジショニング

4）合併症の予防

a. 静脈血栓塞栓症の予防

深部静脈血栓症（DVT：deep vein thrombosis）は，下肢や上腕などの静脈に血栓が生じる疾患で virchow の 3 因子（①血流の停滞，②血液性状の変化，③血管の障害）が要因としてあげられる．主な症状はしびれ，皮膚色の変化，浮腫，Homans 兆候である．DVT は肺血栓塞栓症（PE：pulmonary embolisis）の主な原因といわれている．PE の症状は，突然の胸痛，呼吸困難，頻呼吸があげられるが，血栓が小さい場合は症状がないこともある．

整形外科手術では，DVT 発生の可能性が高いため（表7），全身状態や検査結果を十分に観察・評価する．DVT のスクリーニングでは，胸部 X 線，心電図，動脈血ガス分析，経胸壁心エコー，血液検査が行われる．抗凝固薬（表8）の投与は，硬膜外カテーテル抜去後 2 時間以上経過した後に開始される．投与中は創部出血，皮下出血，腎・肝機能障害のリスクがあるため全身の観察・評価を怠らない[4]．

DVT が発生してしまった場合は，引き続き合併症に注意しながら治療用の弾性ストッキングを装着させ，抗凝固薬を投与する．抗凝固薬の投与量は血液検査での D ダイマー値や，下肢エコー検査での血栓量を確認しながら調節する．

ⅰ）間欠的空気圧迫法

間欠的空気圧迫法（IPC：intermittent pneumatic compression）は患者の脚を空気圧で間欠的に圧迫することにより，静脈の血行を促進し，血液うっ滞や浮腫を予防するための方法であり，手術直後から使用する（図37）．装着中は擦過傷，褥瘡，腓骨神経麻痺がないか確認する．健側の IPC の使用は，DVT がなければ手術中より開始する．

ⅱ）足関節の底屈・背屈自動運動

足関節や足趾の底屈・背屈自動運動を積極的に行うように指導し，実際に実施しているか確認する．

ⅲ）圧迫療法（弾性ストッキング，圧迫包帯）

弾性ストッキングは，下肢の静脈血やリンパ液のうっ滞を予防または軽減し，静脈還流を

表7 整形外科手術後の静脈血栓塞栓症の発生リスクおよび予防法（文献4）より改変引用）

リスクレベル	整形外科手術	予防法
低リスク	・上肢手術	早期離床および積極的な運動
中リスク	・脊椎手術 骨盤・下肢手術（人工股関節全置換術、人工膝関節全置換術、股関節骨折手術を除く）	弾性ストッキング、あるいは間欠的空気圧迫法
高リスク	・人工股関節全置換術 ・人工膝関節全置換術 ・股関節骨折手術	間欠的空気圧迫法、あるいは低用量未分画ヘパリン
最高リスク	・「高」リスクの手術を受ける患者に、静脈血栓塞栓症の既往、血栓性素因が存在する場合	低用量未分画ヘパリンと間欠的空気圧迫法の併用、あるいは低用量未分画ヘパリンと弾性ストッキングの併用

表8 抗凝固薬の種類と適応

分類名	薬剤名	適応
エドキサバントシル酸塩水和物	リクシアナ	人工膝関節全置換術、人工股関節全置換術における静脈血栓塞栓症の発症抑制
クルマリン系薬	ワーファリン	血栓塞栓症の治療および予防
ヘパリン	ヘパリンナトリウム	

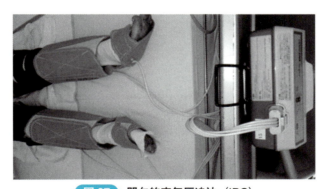

図37 間欠的空気圧迫法（IPC）

促進することを目的に使用する．下肢の周径などを計測し、適切なサイズのものを選択する．使用中は1日2～3回ストッキングを脱がせ、合併症が生じていないか確認する（表9）．患者にもパンフレットを用いて着脱（図38）や合併症確認のポイントを説明しておく．

　弾性ストッキングに適切なサイズがない場合や、弾性ストッキングにより皮膚障害が生じた場合は、弾性包帯を使用して圧迫する（図39）．包帯を巻く時は、圧が均一になるように注意する．締め付けが強すぎる場合やゆるみがある場合には巻き直す．血流障害や腓骨神経麻痺などの合併症がないか観察する．

表9	弾性ストッキング装着時に起こりうる合併症
	・動脈血行障害
・静脈還流障害
・浮腫
・皮膚障害(皮膚発赤,びらん,潰瘍,水疱)
・皮膚感染症,蜂窩織炎
・腓骨神経麻痺
・疼痛

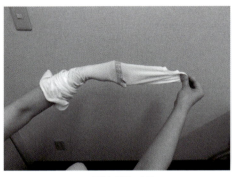

a. 手を挿入する

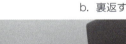

b. 裏返す

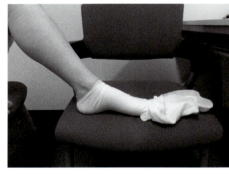

c. つま先を挿入する

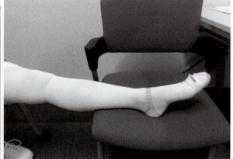

d. 大腿部まで上げる

図38 弾性ストッキングの履き方

b. せん妄の予防

　せん妄とは意識混濁に加え，幻覚や不安，興奮を伴う状態であり，高齢者の術後合併症の中で最も多くみられる．誘発因子としては，患者自身の要因に加えて手術侵襲などの直接的な原因，環境変化，疼痛によるストレスや睡眠障害などがある．これらの誘発因子を可能な限り取り除いていくことでせん妄の予防に努める．せん妄が発症した場合は，転倒・転落，挿入ルート類の抜去などのリスクがあるため，薬物療法が検討される．そして，他の医療スタッフや家族と連携しながら患者の安全を確保する[6]．

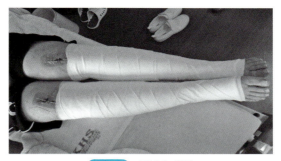

図39 圧迫包帯法

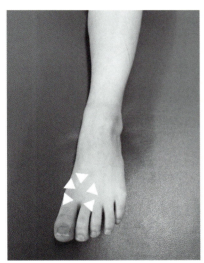

a. 深腓骨神経固有領域の知覚

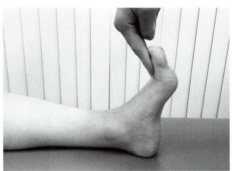

b. 足趾の伸展筋力

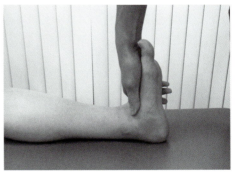

c. 足関節の背屈筋力

図40 腓骨神経運動麻痺の確認

c. 腓骨神経麻痺の予防

　腓骨神経は，膝関節後方から腓骨頭の後方を巻きつくように通っている．このため，腓骨頭部で神経が長時間圧迫されると腓骨神経麻痺が発生しやすい．症状は第1趾と第2趾のつけ根部分（腓骨神経固有領域）のしびれや知覚の低下・消失，足趾伸展筋力や足関節の背屈筋力の低下（下垂足），放散痛である．よって，腓骨頭部が外部から過度に圧迫されていないか，麻痺の症状がないかを確認する（図40a〜c）．

3-6　リハビリテーション看護―離床から退院まで

　手術後の患者は，離床による疼痛増強への不安や，周囲への配慮などにより不必要に安静を保つことがある．そのため，医療者は疼痛を管理しながら安静臥床による合併症の予防について十分に説明し，早期離床に努める．

> **エキスパートのコツ**
> リスクを管理し二次的合併症を予防しながら術後の機能回復と歩行・ADL自立に向けて患者を援助する．また，退院に対する心理的・社会的不安に対しても援助する．

1）機能回復のための援助

a．早期離床の援助

　患者の全身状態を観察・アセスメントし，患者の循環状態に過度な負担がかからないようにセミファーラー位から起座位，端座位，立位，そして歩行の順で離床させていく．この際，患者の心理に配慮し声かけしながらリハビリテーションに対する動機付けを図る．手術直後の患者は痛みや循環動態の不良により，自らの力で離床することは困難となるため，医療者が適切に介助する．離床はルート類の位置，めまい・吐き気，術側の痛み，下肢の随意性収縮を確認しながら進める．

> **エキスパートのコツ**
> 起居移動動作ではリスクの回避を最優先とし，介助方法を選択する．

ⅰ）起居動作（臥位から端座位まで；図41）

　上半身を起こし，健側下肢をベッド端から下ろす．続いて，術側下肢を下ろして端座位となる．術側下肢の痛みが強い場合や随意性収縮が乏しい場合は介助を行う．術側の膝関節を屈曲することにより，痛みが出現する可能性があるため，膝関節伸展位のままベッド端から下ろす．

ⅱ）立ち上がり（図42）

　介助者は術側もしくは正面に立ち，介助を行う．立ち上がる際には，健側下肢に体重をあずけるように指示し，術側膝関節の痛みや膝折れを防ぐ．

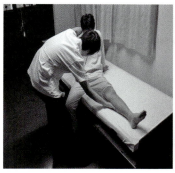 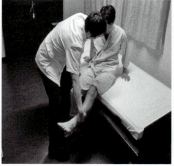 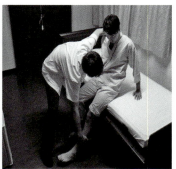

a. 左下肢を支持する　　　b. 下肢の移動を介助する　　　c. 下肢を支えながら足部を床に置く

図41　術後患者（左人工膝関節全置換術）の起居動作の介助

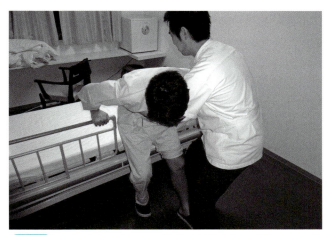

図42　術後患者（左人工膝関節全置換術）の立ち上がり動作の介助

> **エキスパートのコツ**
> 体幹の前傾を強めれば，体幹筋や殿筋で膝関節伸筋群の代償を行え，術側膝関節の痛みを軽減できる．

ⅲ）トランスファー（図43）

端座位の状態から，殿部を車いすに近づける．「立ち上がり」の介助方法を用いて離殿し，車いすに殿部を向け座る．その際，膝関節に過剰な回旋を起こさないように注意する．また着座の際に，術側の膝関節を深く屈曲することで痛みを発生させる可能性があるため，術側の膝関節を伸展位にして痛みを回避する．

ⅳ）歩行器歩行（図44）

患者の後方に立ち，急な膝折れやバランスの崩れによる転倒に備える．特に，方向転換時

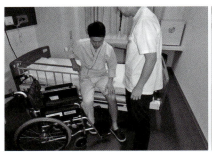
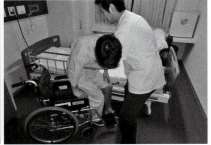

a. 術側膝関節を伸展したまま立ち上がり　　b. 術側膝関節を回旋しないように

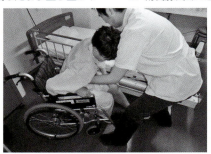

c. 術側膝関節を伸ばしたまま着座

図43 術後患者（左人工膝関節全置換術）のトランスファー動作の介助（ベッドから車いすへの移乗）

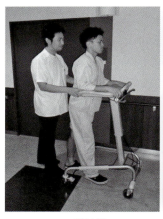
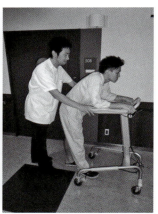

a. 良い例　　　　　　　　b. 悪い例

図44 術後患者の歩行器による歩行介助

や後進時に注意する．またその際，歩行器の高さを調整し，過度な体幹前屈を行わないように配慮する．

b. 病棟での自主トレーニングとセルフケアの指導

病棟で過ごす時間を自主トレーニングにあて，術後回復の一助にする．トレーニングの内

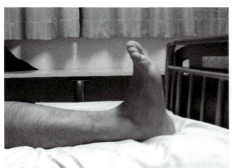 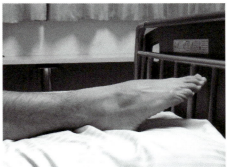

a. 背屈　　　　　　　　　　　　b. 底屈

図45　足関節底屈・背屈運動

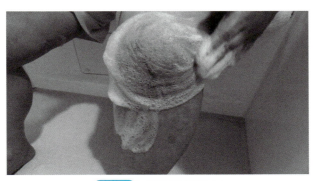

図46　創部の清潔ケア

容や量は患者個々の状態に合わせる．
　①足関節底屈・背屈運動：下腿三頭筋の伸張と弛緩を繰り返す．患者に伸張と弛緩の感覚を学習させる（図45）．
　②膝関節自動介助運動：膝関節屈曲・伸展を繰り返す．痛みに応じて行うように指導する．
　③大腿四頭筋運動：大腿四頭筋セッティング，膝関節伸展運動．
　④歩行練習：病棟内での歩行を痛みに応じて実施させる．

c. 病棟での清潔ケアの指導

　当院では，手術後1～7日目までは全身清拭・洗髪などの保清介助を行い，術後8日目以降は創状態や全身状態に異常がなければシャワー浴を開始している．なお，術後14日目までは創部にドレッシング材を貼付した状態でシャワー浴を行う．14日目以降では創部は石鹸の泡で優しく洗うよう指導する（図46）．

2）二次的合併症の予防

a. 腓骨神経麻痺の予防
術後のベッド上での全身管理に準じ，アセスメントおよびポジショニングを行う．

b. DVTの予防
DVT予防ガイドラインでは，患者が十分に歩行できるまでIPCを継続して使用することが推奨されている．当院では歩行器での歩行が自立するまで使用している[6]．

c. 褥瘡の予防
身体に加わった外力によって骨と皮膚表層の間の軟部組織の血流が低下あるいは停止した状況が一定時間続くと組織は不可逆的な阻血性障害に陥り褥瘡となる[7]．褥瘡の好発部位は，皮下脂肪組織が少なく，骨が突出している後頭部，肩甲部，肘頭部，腸骨部，大転子部，仙骨部，坐骨部，踵骨部である．

患者には褥瘡が発生する可能性を説明し，自主的に体位変換を行ってもらう．手術後は痛みや機能低下，点滴・モニターなどのルート類の装着による制限により，自力での体位変換が困難な場合がある．これに対しては，介助による体位変換で除圧を図る．また，患者の栄養状態（血液検査の結果）を確認し，その維持・改善に努める．

術後に自力で身体を動かしてはいけないと思い込んでいる患者は多い．このような誤解に対して術前から十分に説明しておく．

d. 皮膚トラブル
ドレッシング材，外用薬，弾性ストッキングの刺激やアレルギー反応によって炎症反応が起こると，接触性皮膚炎になりやすい．発症した場合は，原因となる刺激を除去し，薬剤により症状の消失を図る．

e. 転倒予防
転倒は，骨折やインプラントの脱転を招く可能性があり[8]，それによって再手術を余儀なくされることがある．患者に転倒の危険性を説明し，転倒予防に協力してもらうことが望ましい．また，理解力が乏しい患者においては，頻回に訪室する．

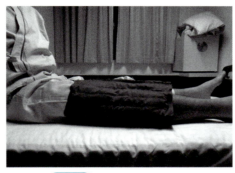

図47　術部のアイシング

注意点

65歳以上でTKAを施行し，末梢神経カテーテルが留置されている患者は，転倒リスクが高いことが報告されている．転倒場面は，トイレ利用時，患者が介助なく動いた時，夜間の移動時が多い[9]．

3) 痛みの管理

a. 鎮痛剤の使用

NSAIDsの投与を開始しても痛みのコントロールが不良な場合は，オピオイドや神経性疼痛緩和薬を併用する．その際，自覚症状や血液検査の結果などを考慮して薬剤の副作用を確認しながら投与する．

b. ポジショニング

下腿部にクッションを敷いて下肢を挙上する．患者ごとに安楽肢位を確認したうえで肢位や環境を調整する．手術前の患者の状態を考慮し，患者に合ったポジショニングで安楽を得られるようにする．

c. アイシング

手術後2週間は患部の熱感・腫脹が強いため，アイシングや経皮用材の使用を継続する（図47）．また，施行時間・回数，施行時の注意点を指導し，退院後も自宅で適時実施させる．

d. リハビリテーション前の除痛

体動による術部の痛みに対する不安・恐怖心を軽減するため，リハビリテーションを実施する前に経口もしくは坐薬のNSAIDsにより除痛を行う．

人工膝関節手術を受けられた方の退院後の生活

自宅では以下のことに注意しながら生活してください
* 自転車・バイクに乗るのは約3～6ヵ月後からにしましょう
* ハイヒールを履く際は転倒に気を付けましょう
* 車の昇降，浴室の出入り，ベッドへの移動やトイレの立ち上がりには気を付けましょう
* 身体をひねるスポーツを始める時期は，医師と相談しましょう
* 日常生活の制限はありませんが，転んだり，ぶつけたりしないように気を付けましょう
* 散歩は1日15分ぐらいを2回程度から始めましょう
* バランスのとれた食事をしましょう
* 自宅での入浴は通常どおり行い，その際，創部は薬用洗剤を泡立ててよく洗いましょう
* 温泉（公共施設）は1ヵ月後から利用可能です
* アイシングは運動後で創部が熱い時に行いましょう
* 弾性ストッキングは医師の許可が出るまでは履きましょう

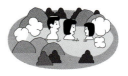

次回受診までに下記のような症状がありましたら連絡ください
* 強い痛みがある場合
* 傷の周囲の色が赤くなった場合
* 傷が腫れた場合
* 体温が38℃以上の場合

よくある患者さんからの質問
Q．コタツに入ってもいいですか
A．いいですがコタツから出る姿勢で脱臼を起こす可能性があるので注意しましょう

Q．金属探知機に反応しますか
A．しますので飛行機など利用される場合は，証明書を持参されたほうがよいです．証明書は当院で発行します

Q．検査・治療について
A．MRI検査は可能ですが，気になる場合は医師に相談しましょう．針や灸は感染のおそれがありますので全身的に禁止です．電気治療は患部以外は行ってもいいです

不安なことがございましたらお気軽にご連絡ください
　　　　　　苑田会人工関節センター病院看護師一同

図48 人工膝関節全置換術後患者に対する退院後生活指導パンフレット

4）退院に対する心理的・社会的不安への指導・援助

　術後は2～3週間で自宅への退院か，リハビリテーション病院への転院となる．手術後の痛みや機能回復には個人差があり，退院への不安を抱く患者は少なくない．そのため，離床後は退院後の生活を視野に入れて援助していく．

　退院に向けて自宅環境や独居への不安を解消するために，他部門と連携しながら患者・家族の訴えを傾聴し，退院後の生活について指導・援助する（図48，表10）．患者個々の機能

表10 患者の不安に対する対応と社会資源活用

不安の内容	考えられる対応	対応時のポイント
機能回復に対する不安	回復期リハビリテーション病院への転院考慮	リハビリテーション病院への転院時期が制度上，手術後30日以内のため，早めに本人・家族と相談して転院依頼をする必要あり
	居住地域でのリハビリテーション継続考慮	外来リハビリテーションを行っている施設であっても，手術後のリハビリテーションに対応できない施設や，関連施設以外の依頼を受けない施設もあるため，事前に依頼する施設と連携をとる必要あり
退院後の生活に対する不安	身体障害者手帳申請	手術後の状態により身体障害者認定を受けることができる場合がある．申請手続きは，患者が居住している区市町村の障害担当窓口で行う．※必ず認定されるわけではないので説明の際は注意する
	介護保険の利用	手術後の状態により介護保険を利用できる場合がある．申請手続きは，患者が居住している区市町村の介護保険申請担当窓口で行う．※必ず認定されるわけではないので説明の際は注意する
	地域支援サービスの利用	介護認定で非該当と認定されても，地域支援事業でサービスを利用できる場合もある．相談は患者が居住している地域の包括支援センターで行う

回復の違いや現状・見通しなど，医師，リハビリテーション専門職，看護師で情報を共有し，統一した見解で対応する必要がある．

文献

1) 松田秀一：術前計画およびアライメントの決定．岩本幸英（編）：OS NOW Instruction 5 人工関節置換術─適切なアライメントとバランスの獲得をめざして．メジカルビュー社，2008，pp13-14
2) 鈴木昌彦，他：可動域の向上の手術手技．松野誠夫（編）：人工膝関節置換術─基礎と臨床．文光堂，2005，pp291-292
3) Dennis DA, et al：Intramedullary versus extramedullary tibial alignment systems in total knee arthroplasty. *J Arthroplasty* **8**：43-47, 1993
4) 日本整形外科学会肺血栓塞栓症/深部静脈血栓症（静脈血栓塞栓症）予防ガイドライン改定委員会（編）：日本整形外科学会静脈血栓塞栓症予防ガイドライン．南江堂，2008
5) 平井正文，他（編著）：新 弾性ストッキング・コンダクター．へるす出版，2010
6) 熊谷有理，他：人児湯関節置換術後の深部静脈血栓症予防に対する適切な間歇的空気圧迫法施行期間の比較検討．第43回日本看護学会抄録集，2012
7) 日本褥瘡学会（編）：褥瘡予防・管理ガイドライン．照林社，2012
8) Jørgensen CC, et al：Fall-related admissions after fast-track total hip and knee arthroplasty- cause of concern or consequence of success？ *Clin Interv Aging* **8**：1569-1577, 2013
9) Ackerman DB, et al：Postoperative Patient Falls on an Orthopedic Inpatient Unit. *J Arthroplasty* **25**：10-14, 2010

（坂本雅光，浅野久美子，高橋志穂子，田中友也）

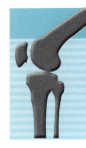

第4節　術前の外来リハビリテーション

4-1　身体機能，痛みの軽減または維持

1）膝関節周囲筋に対するアプローチ

　変形性膝関節症（以下，膝OA）は，膝関節周囲に局所的な筋機能の低下を呈する[1,2]．疼痛や関節水腫による活動抑制，炎症や筋萎縮関連物質の増加が筋機能の低下に起因する[3]（関節原性筋抑制；arthrogenic muscles inhibition）．このため膝OA患者の膝関節周囲筋は，量的かつ質的に機能低下を呈している．ゆえに，膝関節周囲筋の筋力だけでなく，筋収縮のタイミングやインバランスなどに対する詳細な評価が必要となる．

　大腿四頭筋は，前述のような機能低下から随意性が低下しているため，自発的で選択的な収縮が困難な症例が多い．特に広筋群の機能低下が著明となる．トレーニングについては，疼痛を誘発しない肢位とトレーニング方法の選択が重要となる．代表的なトレーニング方法には大腿四頭筋セッティング（quad setting）などの等尺性収縮がある．大腿四頭筋セッティングを行う場合，広筋群，ハムストリングス，大腿筋膜張筋や大腿直筋を触診と視診にて注意深く観察し，適切に運動が行えているか判断する．

　大腿筋膜張筋や大腿直筋の短縮を認める症例には，股関節屈曲・外転位にてトレーニング（quad setting）を行う（図1）．ハムストリングスの短縮や膝関節伸展運動時の過活動を呈する症例に腹臥位でのトレーニング（大腿四頭筋セッティング）を行う（図2）．なお，膝関節

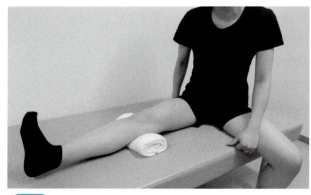

図1　股関節屈曲・外転位での大腿四頭筋セッティング

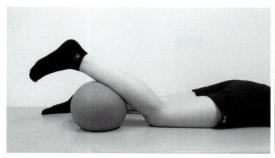 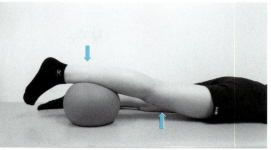

a. 開始肢位　　　　　　　　　　　　b. 終了肢位

図2 腹臥位での大腿四頭筋トレーニング

の伸展制限が強い場合には大腿四頭筋セッティングが施行困難なことも多い．腹臥位でのトレーニングが実施可能な場合は，図2のようなトレーニングも有用である．

　大腿四頭筋トレーニングとして下肢伸展挙上（SLR：straight leg raising）運動も一般的である．しかし，広筋群の機能低下に加え，腸腰筋の機能が低下している場合，SLR運動では二関節筋である大腿直筋が優位に働きやすくなり，広筋群の活動を引き出せないことがある．また，大腿骨頭の前方偏位が生じ，鼠径部痛を引き起こすおそれがあるため注意が必要である[4]．SLR運動を実施する際には，運動時の大腿骨頭の前方偏位を触診により確認し，鼠径部痛に注意して行う．

　膝OAは，病態が多岐にわたる疾患である．愁訴や変形の進行度，膝関節機能の状態によって，運動内容は変更されるべきである．介入前の入念な医学的情報〔原疾患（変形性関節症，関節リウマチ，骨壊死），既往歴，画像所見など）〕を確認し，理学療法プログラムの立案を行う．

注意点　膝OAに対する理学療法介入は，ある一定の効果が示されているが，膝蓋大腿関節（patellofemoral joint）に病変が存在している場合，運動療法が奏功しないことも多い[5]．また，大腿四頭筋に対するトレーニングが膝蓋大腿関節由来の疼痛を誘発するおそれがあるので，介入前に画像所見（関節面の狭小化の程度，骨棘の有無）を十分に確認する．

エキスパートのコツ　内側広筋斜走線維（VMO：vastus medialis oblique）の機能は，大腿四頭筋セッティング時の膝蓋骨運動や外側広筋に対する収縮のタイミングを注意深く観察することにより，評価が可能である（図3）．

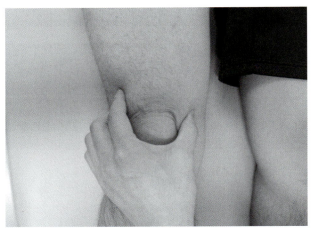

図3 大腿四頭筋セッティング時における広筋群の触診

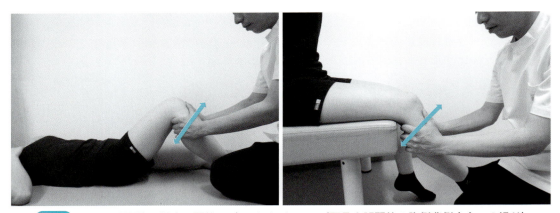

図4 脛骨大腿関節に対する関節モビライゼーション（脛骨大腿関節の腹側背側方向への滑り）
大腿骨の関節面に対して，脛骨を痛みのない範囲で緩やかに前後方向に滑らせることにより，可動域の改善と痛みの軽減を図る

2）関節可動域制限に対するアプローチ

　膝関節屈曲可動域の低下は，脛骨大腿関節内側コンパートメントや膝蓋大腿関節における関節裂隙の狭小化，骨棘の存在の程度，膝関節屈曲動作時の軋轢音（crepitus），膝関節屈曲動作時の痛みと関連する[6,7]．

　術前の膝関節可動域は，術後に獲得される関節可動域（ROM：range of motion）に強く影響する[8,9]．ROM制限の原因を詳細に評価し，可能な限りROMの改善を図る．

　関節モビライゼーションは，膝関節のROM拡大，痛みの軽減を目的に用いる．脛骨大腿関節に対して，前後方向の緩やかな振幅を用いた振動法（oscillating techniques）による関節モビライゼーションを行うことで，患部の痛覚閾値の上昇および痛みの軽減が期待できる（図4）[10,11]．

表1 問診のポイント

	OPQRST	質問内容
主訴	・onset：発症時の状況 ・provocative/palliative factor：増悪・軽減因子 ・quality：痛みの性質 ・region/radiation：痛みの部位・範囲 ・severity：痛みの強度・程度 ・timing：痛みが始まってどれくらい続くか	・痛みの原因として思いあたることは？ ・どうすれば痛む，あるいはやわらぐか？ ・痛みの種類は？（鋭い痛み，鈍痛，安静時痛，夜間痛，荷重時痛，歩行時痛など） ・痛みの部位は？ ・痛みの強さは？ ・痛みが始まってどれくらい続くか？
既往歴		・膝関節周囲における外傷の経験 ・隣接関節における整形外科的な既往

4-2 痛みのコントロール

1）痛みの軽減を目的としたアプローチ

　痛みは，膝OA患者の主たる愁訴である．初期の段階では，初動時痛（starting pain）と呼ばれる起立・着座動作時や歩行開始時の痛み，長距離歩行時の疼痛出現が特徴的である．炎症が強い時期には，安静時や夜間時にも痛みが出現するようになる．膝OA患者の痛みは，X線像では変形による重症度の関連を認めない場合もある[12]．しかし，日常的な膝関節痛を訴える中高年者では，X線像上でK/L分類（Kellgren-Lawrence grading）grade 0であっても，半月板になんらかの損傷を抱えている人も多い[13]．このような場合，MRIによる画像所見は，痛みの発生原因を同定するうえで重要な情報となる．

　問診では，現在の生活場面における痛みの発生状況だけでなく，発症段階での罹患側や経年的な症状の変化についても注意深く聴取することで，現在の症状に至った経緯を把握する（表1）．患者の主訴の把握には，OPQRST（onset, provocative/palliaive factor, quality, region/radiation, severity, tining）を用いるとよい．

　膝OA患者は，病態の進行に伴い，pseud-laxityと呼ばれる軟骨欠損や骨欠損による静的な不安定性（hypermobility）と関節裂隙の狭小化や骨棘増加による低可動性（hypomobility）を呈する[14]．これにより，膝関節の屈曲・伸展運動に伴う回旋や内反・外反運動に偏りが生じることで，特定部位に過剰なメカニカルストレスが生じ，疼痛を誘発させる．そこで，触診による圧痛の所在と膝関節の静的な安定性を評価し，痛みが再現される動作や肢位を確認することにより，疼痛の発生機序をより正確に捉え，具体的な治療アプローチにつなげる．

2）痛み回避動作の指導

　安静時痛を呈している場合は，関節内に腫脹や炎症が生じていると考えられる．このような患者には局所管理を目的とした生活指導が重要となる．荷重時には，動作によって脛骨大

表2 日常生活動作と脛骨大腿関節に加わる圧力（%BW）

動作	膝関節へ加わる圧力
階段降段	346
階段昇段	316
平地歩行	261
片脚立位	259
スクワット動作	253
起立動作	246
着座動作	225
両脚立位	107

腿関節へかかるストレスは変化する[15]．そのため，膝関節へのストレスが増大しやすい動作を具体的に提示し，適切な生活指導を行う（表2）．膝蓋大腿関節においては，深屈曲動作において脛骨大腿関節よりも大きな負荷がかかる[16]．膝蓋大腿関節に起因する痛みを訴える場合には，特に深屈曲動作を回避するような生活動作を指導する．

脛骨大腿関節の不安定性由来から痛みを有している患者に対しては，脛骨大腿関節への内反ストレスや回旋不安定性を増大させるおそれがある胡坐や横座りなどの和式動作は控えるように指導する．

膝OA患者の歩容矯正の指導には注意が必要である．臨床場面において歩行時のtoe-outは，臨床場面でも多く認められる現象である．膝OA患者は歩行中立脚期における膝関節の側方動揺性を補償するために，toe-outでの歩行を行っていることがある[17]．このような場合，歩行時のtoe-outの矯正は外的な膝関節内転モーメントを増大させるおそれがある．無理に正常歩行に近づけるのではなく，患者の状態に応じて指導を行う．

用語解説 歩行立脚期における外的な膝関節内転モーメント：外的な膝関節内転モーメント（KAM：knee adduction moment）は，膝関節内側コンパートメントにおける圧縮応力の増加に関連する．KAMのピークは2回あり，第1のピークは初期接地から立脚中期に生じ，第2のピークは立脚中期以降に生じる[18]．末期膝OA患者ではモーメントの2峰性が崩れ，立脚期を通じてKAMが高値を示す[19]．

4-3 隣接関節の機能維持・改善

膝関節は，股関節と足関節の間に位置する中間関節であり，その運動は運動連鎖の影響を大きく受ける．そのため膝OA患者では，膝関節における局所的な病態ではなく，隣接関節における機能低下を呈する．

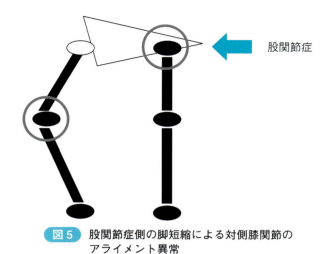

図5 股関節症側の脚短縮による対側膝関節の アライメント異常

1）股関節機能に対するアプローチ

　膝OAの30～40％は，変形性股関節症（以下，股関節症）を罹患しているとされる．また股関節症に伴い，対側あるいは同側に二次性の膝関節を発症する病態をcoxitis kneeという．股関節症による脚短縮や股関節にROM制限が存在する場合，反対側の膝関節は内反することが多い（図5）[20]．

　股関節に変形が認められない症例でも，膝関節症は股関節の機能低下により，二次的に膝痛や膝関節の異常アライメントを呈していることも少なくない．そこで，膝OA側の股関節や大腿前面痛，あるいはROM制限を注意深く観察し，治療的な介入を行う．治療介入には股関節に対する関節モビライゼーション（図6）が有効[21]であり，股関節周囲筋群のトレーニングと合わせて実施する．

2）足関節機能に対するアプローチ

　膝OA患者は，足部機能低下を呈する人が多い．足部アライメントではアーチ高率の低下や舟状骨低位が観察される[22]．また，前足部においては外反母趾を呈する症例も多い．足部機能の低下は立位バランスや歩行に影響を与えるため，術前より機能改善を図る．足関節周囲に対するアプローチの例を図7，8に示す．

> **エキスパートのコツ**
> 　膝関節や股関節のアライメントによる影響のため，立位による足部トレーニングでは代償動作を呈することが多い．よって，足部機能の改善に対する介入は座位での選択的な活動の促通から開始するとよい．

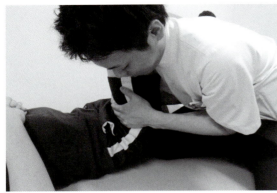
a. 尾側滑り

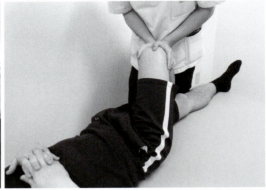
b. 後方滑り

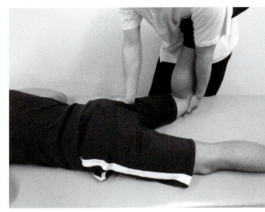
c. 前方滑り

d. 股関節屈曲・外転・外旋位での前方滑り

図6 股関節に対する関節モビライゼーションの例

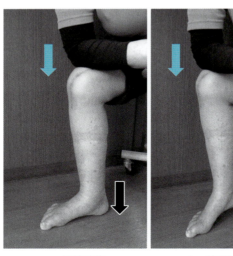

a. 開始肢位　　　b. 終了肢位

図7 足関節底屈トレーニング

距腿関節の底屈と中足趾節間（MP）関節の背屈を促す．求心性および遠心性の底屈運動を反復する．青矢印：自重による負荷

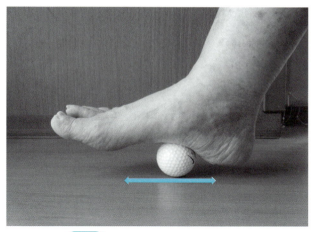

図8 足底感覚入力トレーニング
ゴルフボールを前後左右へ転がす.「円を描く」「数字を書く」
などの指示を行い,随意的なコントロールを促す

4-4 術前の精神的不安の改善

1）術後の身体機能および疼痛の回復過程の提示

　術後の疼痛や身体機能の回復過程を示すことにより,術前の精神的不安を改善させる.また,術後も許容されるスポーツ活動（本章の「第7節 外来フォローアップ」を参照）に関しても情報提供することにより,モチベーションの向上を図る.術前の患者教育介入（術後経過の提示,退院までの流れ,痛みの対処方法の指導,運動方法の紹介など）は,術後の機能回復に効果があるとされており[23],手術待機時間における重要な介入の一つである.
　術後早期の手術侵襲による疼痛は,術後1週から3カ月の間に大幅に減少する.当院の調査においても,術後3カ月の段階で術前と比較して有意な改善を認めている[24].身体機能においても,WOMAC（Western Ontario and McMaster Universities Osteoarthritis index）を用いた評価では術前と比較して術後3カ月の時点で大幅に改善する.しかし,階段昇降動作（特に階段降段動作）については約25%が軽度以上の動作困難ありとしている.

2）手術に対する期待,抱きやすい不安に対するアプローチ

　術前患者の精神的な状態は,術後の機能や満足度と関連するとされる[26].術前の問診から患者の「手術に期待すること（表3）」[26]や「手術に対して不安に思うこと（表4）」[27]を把握し,あらかじめ可能な範囲で適切な情報提供を行うことにより精神的安定を図る.術後の不安を解消させるための教育方法については,本章の「第6節 術後のリハビリテーション」を参照.

表 3 手術に対して期待すること

1 位	歩行能力の改善	10 位	精神健康状態の改善
2 位	日中の疼痛改善	11 位	膝（脚）がまっすぐになること
3 位	階段降段動作能力の改善	12 位	杖などを使用せず生活できること
4 位	階段昇段能力の改善	13 位	スクワット動作能力の改善
5 位	起立着座動作，起居動作，車やバスの乗降動作の改善	14 位	運動能力の改善 レクリエーションスポーツへの参加
6 位	自宅での日常生活動作の改善	15 位	社会活動への参加
7 位	夜間痛の改善	16 位	性生活
8 位	屋外での日常生活動作の改善	17 位	働けること
9 位	跪き動作の改善		

表 4 手術に対して不安に思うこと

・自分が望む歩行能力の獲得
・階段昇降能力の改善
・手術直後の痛み
・回復に要する期間

文献

1) Slemenda C, et al：Quadriceps weakness and osteoarthritis of the knee. *Ann Intern Med* **127**：97-104, 1997
2) Slemenda C, et al：Reduced quadriceps strength relative to body weight：a risk factor for knee osteoarthritis in women? *Arthritis Rheum* **41**：1951-1959, 1998
3) Rice DA, et al：Quadriceps arthrogenic muscle inhibition：neural Mechanisms and treatment perspectives. *Semin Arthritis Rheum* **40**：250-266, 2010
4) Lewis CL, et al：Anterior hip joint force increases with hip extention, decreased gluteal force, or decreased iliopsoas force. *J Biomech* **40**：3725-3731, 2007
5) Knoop J, et al：Is the severity of knee osteoarthritis on magnetic resonance imaging associated with outcome of exercise therapy? *Arthritis Care Res*（*Hoboken*）**66**：63-68, 2014
6) Holla JF, et al：Determinants of range of joint motion in patients with early symptomatic osteoarthritis of the hip and/or knee：an exploratory study in the CHECK cohort. *Osteoarthritis Cartilage* **19**：411-419, 2011
7) Steultjens MP, et al：Range of joint motion and disability in patients with osteoarthritis of the knee or hip. *Rheumatology*（*Oxford*）**39**：955-961, 2000
8) Lizaur A, et al：Preoperative factors influencing the range of movement after total knee arthroplasty for severe osteoarthritis. *J Bone Joint Surg Br* **79**：626-629, 1997
9) Harvey IA, et al：Factors affecting the range of movement of total knee arthroplasty. *J Bone Joint Surg Br* **75**：950-955, 1993
10) Moss P, et al：The initial effects of knee joint mobilization on osteoarthritic hyperalgesia. *Man Ther* **12**：109-118, 2007
11) 奈良　勲，他（編）：系統別・治療手技の展開 改訂第2版．協同医書出版社，2007，pp246-279
12) Bedson J, et al：The discordance between clinical and radiographic kneeosteoarthritis：a systematic search and summary of the literature. *BMC Musculoskelet Disord* **9**：116, 2008
13) Englund M, et al：Effect of meniscal damage on the development of frequent knee pain, aching, or stiffness. *Arthritis Rheum* **56**：4048-4054, 2007

14) Sharma L, et al : Laxity in healthy and osteoarthritic knees. *Arthritis Rheum* **42** : 861-870, 1999
15) Kutzner I, et al : Loading of the knee joint during activities of daily living measured in vivo in five subjects. *J Biomech* **43** : 2164-2173, 2010
16) Trepczynski A, et al : Patellofemoral joint contact forces during activities with high knee flexion. *J Orthop Res* **30** : 408-415, 2012
17) Guo M, et al : The influence of foot progression angle on the knee adduction moment during walking and stair climbing in pain free individuals with knee osteoarthritis. *Gait Posture* **26** : 436-441, 2007
18) Foroughi N, et al : The association of external knee adduction moment with biomechanical variables in osteoarthritis : a systematic review. *Knee* **16** : 303-309, 2009
19) Rutherford DJ, et al : Foot progression angle and the knee adduction moment : a cross-sectional investigation in knee osteoarthritis. *Osteoarthritis Cartilage* **16** : 883-889, 2008
20) 江頭秀一, 他：股関節完全脱臼症例（Crow Ⅳ）における下肢アライメントの検討. 整外と災外 **58** : 699-702, 2009
21) Currier LL, et al : Development of a clinical prediction rule to identify patients with knee pain and clinical evidence of knee osteoarthritis who demonstrate a favorable short-term response to hip mobilization. *Phys Ther* **87** : 1106-1119, 2007
22) Levinger P, et al : Foot posture in people with medial compartment knee osteoarthritis. *J Foot Ankle Res* **3** : 29, 2010
23) Ibrahim MS, et al : Peri-operative interventions producing better functional outcomes and enhanced recovery following total hip and knee arthroplasty : an evidence-based review. *BMC Med* **11** : 37, 2013
24) 大島理絵, 他：人工膝関節置換術後の疼痛および身体機能の回復過程. 第32回関東甲信越ブロック理学療法士学会, 2013
25) Scott CE, et al : Patient expectations of arthroplasty of the hip and knee. *J Bone Joint Surg Br* **94** : 974-981, 2012
26) Trousdale RT, et al : Patients' concerns prior to undergoing total hip and total knee arthroplasty. *Mayo Clin Proc* **74** : 978-982, 1999

（廣幡健二）

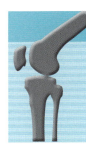

第5節　術前の入院リハビリテーション

5-1　患者の自己効力感の向上と早期離床を図るためのオリエンテーション

1）自己効力感を向上させるための術前オリエンテーション

　術前の自己効力感（self-efficacy）は，術後の回復に影響を及ぼすとされている[1]．そのため術前オリエンテーションは，手術を待機している患者の不安を軽減させ，自己効力感を向上させる目的に行う．

　患者自身が問題を解決するための対処法を理解し，それを実践できるようなコーピングスキル（coping skill）を身に付けるためにも，術前オリエンテーションが役立つと考えられる．術前のコーピングスキルトレーニングは，術後の痛みや痛みに対する破局的思考，身体機能の改善に有効だと報告されている[2]．

> 　自己効力感：外界の事柄に対し，自分がなんらかの働きかけをすることが可能であるという感覚である．
> 　コーピングスキル（coping skill）：ある事象に対する対処能力のことを指す．人工膝関節手術におけるコーピングスキルトレーニングとは，術後の回復経過，全患者に共通した術後経過中の問題，術後の痛みへの対処方法を患者に説明し，対処能力を会得させるトレーニングである．

2）理学療法士によるオリエンテーション

a. 術後リハビリテーションの目的

　手術によって膝関節アライメントや疼痛は改善するが，下肢の筋力や動作は短期間で改善しないことを伝え，術後は継続的にリハビリテーションを行い，筋力・動作の改善に努めることが重要なことを説明する（図1）．

b. 術後リハビリテーションの開始時期と進行具合

　術後リハビリテーションのプロトコル（protocol）を要約して患者に伝える．また，歩行

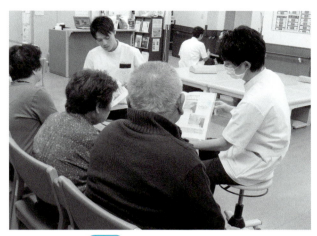

図1 オリエンテーション

獲得までの流れや，術後に共通して起こる問題点とその経過（疼痛，深部静脈血栓症など）を説明する．

c. 退院の条件・退院後のリハビリテーション（図2, 3）

退院に最低限必要な日常生活動作（ADL：activities of daily living）能力や自宅の環境設定などを説明する．また，退院後もリハビリテーション（自主トレーニングや外来リハビリテーションなど）が必要であることを説明する．

d. 日常生活の注意点，退院後の趣味やスポーツ活動などのQOL（quality of life）向上の推進

術後に可能なADLやスポーツ活動（p108の表2を参照）について説明する．

e. 深部静脈血栓症の予防

麻酔から覚醒し，下肢の随意性収縮が可能になった後に，足関節の底屈・背屈運動を行うように指導する．また，定期的に下肢を挙上位に保つようにポジショニングを指導する．説明時，患者に足関節を動かしてもらい運動を確認する．その際，足趾のみの運動になっていることがあるので注意する．

f. 離床時の注意点

術直後の離床は，理学療法士または看護師が付き添うこと，また離床することに伴い，転倒や気分不快などを起こす可能性があることを説明する．特に離床は，痛みが生じる可能性が高いため，回避した動作も指導する．自己調節鎮痛法（PCA：patient controlled analgesia）を用いている場合は，下肢の筋出力の低下，感覚鈍麻やしびれが生じる可能性があることを説明する．

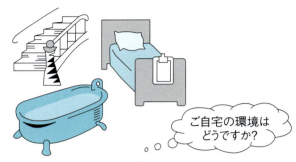

【退院の条件】
・手術した膝関節が90°以上曲がること
・一杖で100m以上歩けること
・手すりを使って階段昇降できること
・自宅の環境に必要な身の回りの動作ができること
・自宅の環境(手すり,ベッドなど)が整うこと

ご自宅の環境はどうですか?

図2 術前オリエンテーション用パンフレットの例①

退院後のリハビリテーションは,どうすればよい?

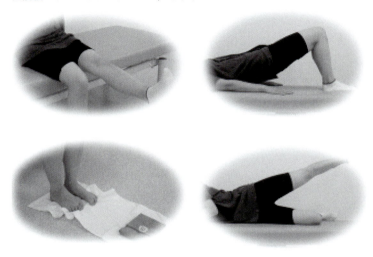

・退院後も外来通院、または自宅でリハビリテーションを続けてください(退院時にパンフレットを渡す)
・整形外科診察の際に、関節の動き、筋力などが保たれているかどうか、定期的に確認する

図3 術前オリエンテーション用パンフレットの例②

g. 禁忌動作

禁忌動作の指導は,人工関節を長持ちさせるために重要である.ただし,禁忌動作は術者に確認のうえ,患者に説明する.例えば禁忌動作として,①正座やしゃがみ込みなど,膝関節が深屈曲位をとる姿勢,②横座りや胡坐などの過度な膝関節の内旋・外旋をとる動作,③ジャンプ・走行などの膝関節に負荷が強い動作,④ひざまついての移動などがある.

h. アイシングと自主トレーニングの指導

アイシングや自主トレーニングは,退院後も継続できるように,入院中から患者に自己管

表1 術前に評価しておくべき指標

評価項目	方法	備考
疼痛	VAS（visual analog scale） NRS（numeric rating scale）	部位別（圧痛），動作別（歩行時，階段昇降時，荷重時など），日常生活場面別（安静時，夜間時）に疼痛の強さを評価する．また，疼痛の種類（鈍痛，鋭敏痛など）も評価する
	McGillの疼痛質問表	痛みの強さ，種類，情緒，経時的変化などの多くの要素に分けて評価する方法である
	pain catastrophizing scale（PCS）	疼痛に対する破局的思考を評価する
関節可動域	ゴニオメーターを用いた測定	疼痛に配慮しながら，最終域でのエンドフィール，防御性収縮の有無，疼痛出現角度なども評価する．膝関節以外にも隣接関節の障害や腰痛が併存していることも考えられるため，体幹・股関節・足関節の評価も行うことが望ましい
筋力	徒手筋力検査法（MMT） ハンドヘルドダイナモメーターを用いた測定	疼痛に配慮しながら実施し，評価中は代償動作パターンに注意する．大腿四頭筋の筋力は，術後成績に影響を及ぼすため，必ず評価を行う．また，股関節（腸腰筋，中殿筋，大殿筋，股関節内転筋など），足関節（腓腹筋，ヒラメ筋など），体幹（腹筋群）も必要に応じて評価することが望ましい
下肢長・周径	棘果長 転子果長 臍果長	メジャーテープを用いて評価を行う．膝関節屈曲拘縮や骨盤アライメント不良により機能的脚長差を生みやすく，これが動作に影響を与え，異常動作をきたす可能性がある
	大腿周径 下腿周径	メジャーテープを用いて評価を行う．筋萎縮の程度，腫脹の程度を把握するために行う．手術侵襲により，膝関節に腫脹が出現するため，術前の値が改善の参考値となる
アライメント	視診，触診による評価	静的姿勢から，筋バランスの不良（筋の短縮位・延長位）を評価し，関節可動域制限や筋力評価との関連性を考える．さらに，筋長検査を用いて筋短縮の評価する（例：Thomas test，Ober testなど）
動作（観察，分析）	立ち上がり動作 歩行動作 階段昇降動作	異常動作，疼痛，動作の緩慢さ，介助の有無などの評価を行う
歩行能力	10 m歩行時間 time up go test 6分間歩行テスト	補助具使用の有無，介助量，疼痛などを合わせて評価する
階段昇降能力	timed stair test	階段昇降能力を評価するテスト．階段昇降時間を計測する
ADL	Barthel index functional Independence measure（FIM）	一般的に用いられる評価だが，疾患特異的質問票を用いることで，変形性関節症患者特有のADL能力を捉えることができる
	lower extremity functional scale（LEFS）	身体活動性を評価する尺度
疾患特異的質問票	Japanese knee osteoarthritis measure（J-KOM）	変形性膝関節症に対する患者立脚型評価尺度．一つの質問に対し，5段階の答えから患者に選択させる
	The Western Ontario and McMaster Universities arthritis index（WOMAC）	変形性関節症に対する患者立脚型評価尺度．一つの質問に対し，5段階の答えから患者に選択させる
	the new knee society score（New KSS）	人工膝関節置換術後に対する評価尺度．患者と治療者両者に立脚した評価
その他	risk assessment and prediction tool（RAPT）	海外で開発された人工関節患者の入院日数を予測する評価尺度

表2 家屋情報チェックポイント

①生活様式（和式，洋式）
②階段や段差の有無
③寝具（ベッド，布団）
④トイレ構造（和式，洋式）
⑤浴槽構造（埋込み，据え置き）

表3 術前評価からの予後予測

術後予測項目	術前因子
入院日数	高年齢と疼痛に対する破局的思考が強いことが入院日数を長くする[4] ※平均入院日数 9.2 日（最短 6 日，最長 14 日） risk assessment and prediction tool（RAPT）が高値であると，リハビリテーション施設に転院する確率が高い[5]
疼痛	疼痛に対する破局的思考が強いと術後疼痛が強い[4]
膝関節可動域	術前の膝関節可動域の制限が強いと，術後の膝関節可動域が不良[6,7]
歩行能力	術前の time up go test が速いと，術後の歩行能力が高い[7] 自己効力感が高いと，術後の歩行能力が高い[1]
階段昇降能力	若年齢，強い筋力，術前の手すりの使用がないと，術後の階段昇降能力が高い[8]
感染率，再置換率	肥満であると感染率，再置換率が高い[9]
精神面	自己効力感が高いと術後の精神機能が高い[1]

理させる．また，ベッド上で同一肢位を長時間保持すると，手術部の血液循環の低下・酸素欠乏により疼痛を生じるため，定期的にポジショニングし，肢位を変えることを指導する．

5-2　術前評価に基づく術後の回復過程および予後予測

1）術前評価に基づく予後予測

　術前評価は，術後回復の予後予測を行う際に必要となる．代表的な評価を表1に示す．ただし，評価は疼痛に配慮して行う．また，家屋情報（表2）は自宅退院を決定する一つの要因となるため，早い段階から必要な家屋の修繕を患者・家族と相談する．そして，自宅で生活するために必要な動作を術後リハビリテーションの中で練習する．

　術後の長期，または短期成績の予後予測に関しては，多数調査されている（表3）．その調査結果を参考にし，セラピストは各患者の目標を設定する．特に術前の膝関節の変形が重度なほど，手術侵襲が大きくなり出血量が多くなることや，術前からの著明な筋力低下が予想される．また高齢で，なおかつ多くの併存症（高血圧，糖尿病，心疾患など）をもつ患者においても術後回復の遅延を招く可能性があり，さらに肥満が重なると術後の疼痛や身体機能の回復に影響を及ぼすことが考えられる．

　膝 OA 患者は，股関節症や変形性脊椎症を併存していることが多い．そのため，他関節の

疾患症状により動作障害やADL制限を起こすことが考えられる．また，他関節に手術によって禁忌動作がある場合，術後の動作指導を踏まえてADL指導内容を変える必要がある．

文献

1) van den Akker-Scheek I, et al：Preoperative or postoperative self-efficacy：which is a better predictor of outcome after total hip or knee arthroplasty? *Patient Educ Couns* **66**：92-99, 2007
2) Riddle DL, et al：Pain coping skills training for patients with elevated pain catastrophizing who are scheduled for knee arthroplasty：a quasi-experimental study. *Arch Phys Med Rehabil* **92**：859-865, 2011
3) Fearon KC, et al：Enhanced recovery after surgery：a consensus review of clinical care for patients undergoing colonic resection. *Clin Nutr* **24**：466-477, 2005
4) Witvrouw E, et al：Catastrophic thinking about pain as a predictor of length of hospital stay after total knee arthroplasty：a prospective study. *Knee Surg Sports Traumatol Arthrosc* **17**：1189-1194, 2009
5) Oldmeadow LB, et al：Predicting risk of extended inpatient rehabilitation after hip or knee arthroplasty. *J Arthroplasty* **18**：775-779, 2003
6) Malviya A, et al：Predicting range of movement after knee replacement：the importance of posterior condylar offset and tibial slope. *Knee Surg Sports Traumatol Arthrosc* **17**：491-498, 2009
7) Bade MJ, et al：Predicting Functional Performance and Range of Motion Outcomes After Total Knee Arthroplasty. *Am J Phys Med Rehabil* **93**：579-585, 2014
8) Zeni JA Jr, et al：Preoperative predictors of persistent impairments during stair ascent and descent after total knee arthroplasty. *J Bone Joint Surg Am* **92**：1130-1136, 2010
9) Kerkhoffs GM, et al：The influence of obesity on the complication rate and outcome of total knee arthroplasty：a meta-analysis and systematic literature review. *J Bone Joint Surg Am* **94**：1839-1844, 2012

〔田中友也〕

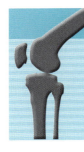

第6節　術後の入院リハビリテーション

6-1　リスク管理と早期回復

1）安全に離床を進めるための情報収集

　ベッドサイドで人工膝関節全置換術（TKA：total knee arthroplasty）術後リハビリテーションを行う前に，手術情報，画像情報，患者情報を収集し，疼痛や膝関節機能，離床時の急変などの予測を行う．そして多くの情報を統合し，術後リハビリテーションの進行を考えることが重要である（表1）．

a．手術情報

　術前のカンファレンスや術後に，プロトコル（protocol）の変更，荷重制限，リスクなどの情報を主治医から得る．また，手術記録より手術情報（侵入方法，機種，軟部組織のアプローチ，術中の膝関節可動域など）や手術時間，出血量を確認し，術後のリスクを予測する．
　術後の回復が遅延し，リハビリテーションのプロトコルから遅れた際には，主治医，看護

表1　医師（診療記録）・看護師から得るべき情報

【医師（診療記録）情報】
▷既往（手術歴など），併存症（糖尿病，高血圧，心疾患，感染症など），
▷術後の血液データ〔赤血球，ヘモグロビン，C反応性蛋白（CRP），総蛋白，アルブミン〕
▷深部静脈血栓症の有無
▷手術記録
　□手術方法：conventional surgery, minimum invasive surgery
　□手術侵入方法：quadriceps sparing approach, midvastus approach, parapatellar approach, subvastus approach
　□インプラントの種類：後十字靱帯温存型，後十字靱帯切除型など
　□軟部組織のアプローチ（靱帯の剝離，ラテラルリリースの有無）
　□術中の膝関節可動域
　□術時の合併症の有無（骨折など）

【看護師からの情報】
▷術後からリハビリテーション開始までのバイタルサインの変動
▷術後の問題点
　□ヘモグロビン（Hb）低下，CRP高値，低血圧，動脈血酸素飽和度（SpO$_2$）低値，異常な心電図波形，術後せん妄
▷問題点に対する治療

表2　早期離床評価セット

① バイタルサイン
② コミュニケーションの可否（理解しているかどうか，術後せん妄の有無）
③ 安静時痛，動作時痛の評価
④ 幻暈，吐き気，呼吸苦の有無
⑤ 感覚障害，しびれの有無（両下肢の左右差確認，腓骨神経麻痺の有無，患者調節鎮痛法の影響で起こることがある）
⑥ 下肢随意運動の可否（足関節底背屈運動，大腿四頭筋の収縮）

師，セラピストが，今後の治療方針や退院，転院までのスケジュールなどを相談し，患者を含めてスケジュールを再設定する．

> **エキスパートのコツ**
> 主治医の手術手技の特徴や人工関節の機種の特徴を把握することにより，疼痛や膝関節機能に関しての臨床推論の一助とする．

b．画像情報

画像情報は，インプラント設置位置や下肢アライメント，膝蓋骨のアライメントを評価する際に重要である．画像から読みとれた情報をリハビリテーションの一助にする．詳細は本章の「第3節　人工膝関節全置換術と術後管理」を参照．

c．患者情報

主治医（診療記録）や看護師から必要な情報を収集し，リスク管理を行う．これらの情報を踏まえて，主治医，看護師と相談し，離床を進めるか否かを判断する．また，術後の疼痛評価は，薬剤に影響を受けるため，使用している鎮痛剤を把握する．

2）全身状態管理を伴うベッドサイドでの術後リハビリテーション

ベッドサイドでの術後リハビリテーションを開始する際には，患者の全身状態を評価した後に，離床を進める（表2）．全身状態を把握せずに離床を進めると，めまい，吐き気，意識レベルの低下などを生じる可能性がある．そのため，ベッドサイドで行える評価結果から起こりうる問題を予測し，離床させる．また，患者にも離床時に起こりうる危険性を説明し，小さな変化でも訴えるように指示したうえで離床させる．そうすることで，患者の変化に気づくことができ，迅速に対処できる．起こす際には，まずギャッジアップを用いて，めまい，吐き気などを聴取し，次に長座位，端座位へと進め，症状の変化を評価する．めまい，吐き気などを訴えた際には途中で中止し，臥位に戻す．端座位から立ち上がる際に，大腿四頭筋

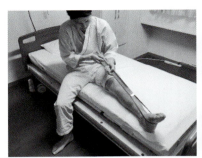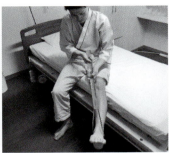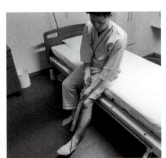

a. 自助具に足を通す　　b. 脚全体を持ち上げる　　c. ゆっくり下ろす

図1　自助具を用いた起居動作

の収縮を評価し，立位に進めるかどうかを判断する．自己調節鎮痛法（PCA：patient controlled analesia）または手術侵襲の影響により，大腿四頭筋の収縮が弱くなることで，術側下肢へ荷重した際に膝折れを起こし，転倒を招く可能性がある．また立ち上がり後に，めまいを起こす可能性があるため注意深く患者の表情を観察する．歩行器による歩行開始の際には，めまい，吐き気，膝折れ，荷重痛を評価する．歩行時の症状は，定期的にセラピスト側から問いかけ，身体状態を聴取する．また，問いかけに対する反応の速さや返答内容など，患者の小さな変化に気づくように注意を怠らない．患者には，術前オリエンテーションで説明した深部静脈血栓症の予防，離床時の注意点，疼痛コントロールを再度指導する（本章の「第5節　術前の入院リハビリテーション」を参照）．

3）歩行器による歩行自立までのチェックポイント（起居動作，立ち上がり動作，歩行器歩行）

　術後早期での歩行能力，日常生活動作（ADL：activities of daily living）能力の改善には，年齢，合併症，併存症，疼痛が影響すると報告されている[1]．これらの因子を考慮し，介助または自立を判断する．疼痛による逃避姿勢や荷重の困難が身体のバランスを崩し，転倒を招く可能性がある．起居動作は，下肢が随意的に動かせ，ベッド端から下ろせるのかを評価する（図1）．疼痛や随意収縮の困難により下肢を下ろせない場合は，自助具を用いた動作や下肢を前方へ投げ出すような動作を指導する．立ち上がり，着座動作は，荷重を伴う動作のため，疼痛の訴えが強い（図2）．そのため，術後早期は術側下肢を前方へ投げ出し，体幹の前傾と上肢のプッシュアップで代償させる．また，安全に動作が行えるように環境設定（ベッドの高さ，手すり位置，靴ベラの使用など）を整備する．術後早期の歩行器による歩行は，荷重痛を避けるため，上肢での免荷を行う．その際には，膝折れの評価や方向転換，後ろ歩きの安定性を評価する．なお，荷重量は術後プロトコルに準ずる．

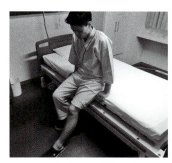 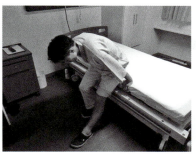 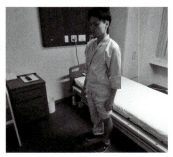

a. 膝関節を伸展位とする　　b. 体幹を大きく前屈　　c. 上肢のプッシュアップにより立位へ

図2　立ち上がり動作（例：左側手術）

4）痛みの管理（アイシング，ポジショニング）

　リハビリテーション後は，運動により術部の熱感・腫脹を強くさせる可能性があるため，必ずアイシングをする．術後の疼痛が強く，リハビリテーションの進行を妨げる場合には，主治医に鎮痛剤の変更や増量，看護師にポジショニング方法，アイシング方法について相談し，多職種で疼痛コントロールを行い，患者の術後ストレスを減らす．

5）回復過程を把握するための術後評価

　術後の評価は，疼痛を悪化させないように注意しながら，術前評価（p177の表1を参照）と同様に実施する．特に，疼痛や腫脹，浮腫，創部の状況，皮下血腫などの経時的変化を捉え，回復の程度を把握する．毎日観察することによって，感染などの異常な変化に気づくことができる．

6）手術侵襲によって起こる問題点の把握

　手術後は侵襲によって，必ず術部に炎症症状（疼痛，腫脹，発赤，熱感，二次的な機能障害）を起こす．そのため，術後早期のリハビリテーションの目的は，組織修復の急性炎症期における過剰出血と腫脹，浮腫による悪影響を抑制すること，および痛みと筋スパズムを軽減させ，慢性炎症に移行させないことである[2]．

a. 痛みと筋の悪循環[3]
　生体は，痛み刺激により屈筋の α 運動ニューロンが興奮し，伸筋が抑制される．持続的に痛み刺激が入力されると，屈筋の筋緊張亢進と伸筋の抑制が起こり，筋性防御による不動化を生む．筋性防御は，内因性発痛物質を組織内に遊離させ，新たな痛みを招き，屈筋反射を亢進させる．また，痛み刺激は交感神経活動を亢進させ，末梢血管を収縮させることにより

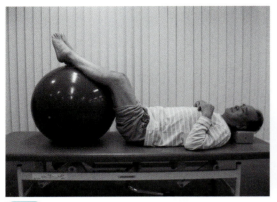

図3 下肢挙上による腫脹，浮腫の軽減と股関節，膝関節周囲筋のリラクセーション

触診で筋弛緩を確認する．患者に脱力感を学習させる

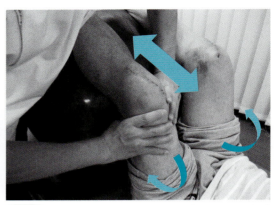

図4 大腿直筋とハムストリングスの収縮-弛緩の学習

バランスボール上に下肢をのせたまま，膝関節屈曲・伸展運動を行い，触診で筋収縮-弛緩の確認を行う．特に弛緩を学習させる．また股関節インピンジメントを防ぐために股関節をやや外旋させる

循環障害を引き起こす．

b. 関節原性筋抑制[4]

関節内に起きた腫脹や侵害入力が，関節周囲筋の筋出力を反射的に抑制する．主に屈筋を促通して伸筋を抑制する．特に，タイプⅠ線維の構成比率が大きい筋が比較的に影響を受けやすい．

c. 問題点に対するアプローチ（図3〜5）

侵害性入力や腫脹を早期に改善するために，術後リハビリテーションの中で RICE（rest, ice, compression, elevation）処置を適切に行う必要がある．そして，二次性の機能障害を改善するために，神経因性の筋抑制には神経筋電気刺激（NMES：neuro muscular electrical stimulation），関節周囲筋の同時収縮には筋収縮と弛緩を学習するための協調性エクササイズを行うことが望ましい．また，侵害性入力となる疼痛を起こさないようにエクササイズの種類や負荷を調整する．

6-2 積極的な運動療法

1）術後の回復経過を考慮した下肢の筋力増強トレーニング（図6〜8）

術後の運動療法を調査したシステマティックレビュー[5]では，漸進的な筋力増強トレーニングと早期からの NMES の使用が推奨されている．そのため，疼痛，炎症症状，創部，軟部

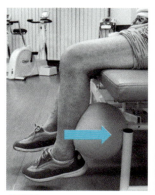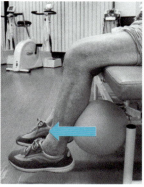

図5 ハムストリングスの協調性エクササイズ

ハムストリングスの短縮性収縮（左図）と伸張性収縮（右図）を繰り返し行う．大腿直筋の収縮や骨盤挙上，股関節内旋などの代償動作に注意する

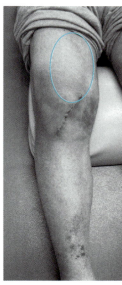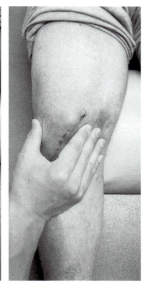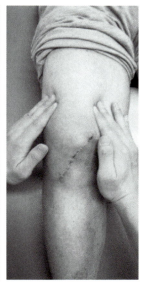

図6 大腿四頭筋セッティング（左図），内側・外側広筋の触診（中央図），膝蓋骨の触診（右図）

膝関節の下の枕を押しながら，大腿四頭筋に収縮を入れるように指示する．股関節の姿位，骨盤位置，足関節の姿位を変えて，大腿四頭筋（特に内側広筋：触診や膝蓋骨の動きで確認）に疼痛がなく収縮できる方法を患者に指導する．また，患者自身が内側広筋に収縮感覚を感じられるか確認する

組織の修復過程を考慮しながら負荷を高めつつ，積極的に筋力増強トレーニングを行う．

a. トレーニングを行うにあたっての注意点

①エクササイズ中は，目的とする筋の収縮を触診する．また，筋の収縮感覚が患者自身にも感じられているか確認し，フィードバックを与えながら正しい筋収縮の学習を促して

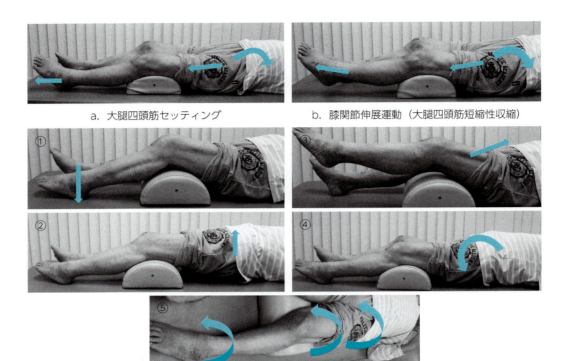

a. 大腿四頭筋セッティング　　　b. 膝関節伸展運動（大腿四頭筋短縮性収縮）

c. 代償動作例

図7　大腿四頭筋セッティング

下部腹筋群を収縮させ，股関節伸展と膝関節伸展を同時に行う．疼痛に応じて，大腿四頭筋の短縮性収縮に移行する．代償動作例：①踵でベッドを押す．（ハムストリングスの収縮）②腰椎伸展を用いて枕を押す．（背筋群の収縮）③大腿直筋の優位な収縮　④膝関節伸展運動に伴う骨盤前傾　⑤股関節の過剰な内旋（共同運動）

いく．
②代償動作を防止し，正しい動作を学習させる．
③NMESは筋力低下の改善を促進することができる[6]．禁忌事項を必ず確認し，積極的に利用していく．

注意点

エクササイズは，非荷重下での等尺性収縮・短縮性収縮から始め，経過に応じて，負荷ありでの短縮性収縮，伸張性収縮，荷重下の伸張性収縮に変えていく．

b. 隣接関節の筋力トレーニング（図9〜12）

術後は膝関節周囲筋の筋力低下だけではなく，股関節外転筋[7]などの隣接した関節周囲筋の筋力低下も起こしている．両下肢ともに同じことを行うのではなく，骨盤帯，股関節，腰

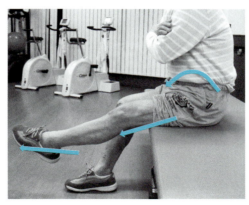

a. 正しい例

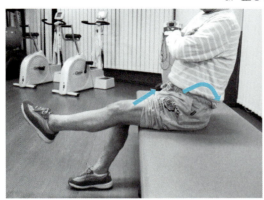

b. 代償動作例①

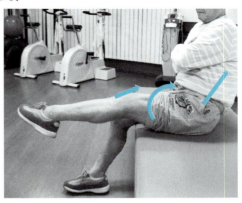

c. 代償動作例②

図8 座位での大腿四頭筋の短縮性収縮運動

等尺性収縮運動と同様に疼痛，姿勢，収縮感覚に注意し，股関節伸展と膝関節伸展を同時に行う．また，骨盤を前傾させ，大腿直筋の収縮を抑制する．筋収縮と膝蓋骨の軌道を触診する．膝関節の最終伸展域での内側プラトーの落ち込みに注意する．bは骨盤・脊柱の後傾を行い，大腿直筋を優位に収縮させる．cは骨盤挙上，股関節屈曲・外転・内旋を行い，大腿筋膜張筋を優位に収縮させる．

椎下部のアライメント評価から筋の延長位・短縮位を考慮し，筋力増強トレーニングを行う必要がある[8]．

2）疼痛に応じた膝関節可動域の拡大

術後のADL動作中の術側膝関節可動域を調査した結果を表3に示す[9]．表3に示した屈曲角度は，ADL自立に必要な角度として捉えることができる．これまではCPM（continnos passive motion）によるROM運動が行われていたが，術後のCPMの効果を調査したシステマティックレビュー[10]において，マニュピレーションの減少とROMの拡大に効果はあるが，臨床的に重要な値ではなかったと報告されている．

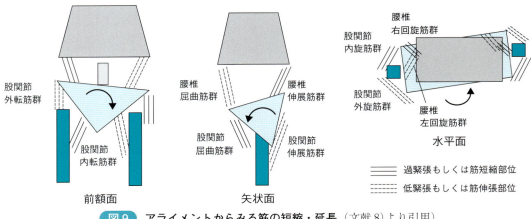

図9 アライメントからみる筋の短縮・延長 （文献8）より引用）

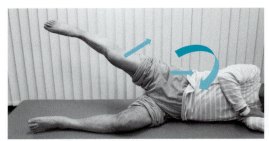
a. 代償動作

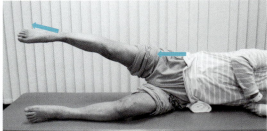
b. 代償動作の修正例

図10 股関節外転運動

aは骨盤挙上・回旋，股関節屈曲を用いて股関節外転を補助する．静的アライメントにて，骨盤挙上側にこの動作がよくみられる．bは腰部下部にクッションを入れ，骨盤を下制するように股関節外転を行う．また，同時に腹筋群下部の収縮を行い，体幹下部の安定性を促す

a. 他動関節可動域（ROM）運動（図13, 14）

① セラピストによる膝関節運動は，疼痛や膝を曲げられる恐怖感を生じさせ，防御性収縮を招く．そのため，膝関節を動かす前に，疼痛が出ないように行うことを説明する．また，防御性収縮が起きた場合はリラックスさせる．

② 患者の表情や疼痛を確認しながら，愛護的にROM運動を行う．

> セラピストの持ち手や立ち位置，膝関節の屈曲・伸展，患者の股関節屈曲角度や姿勢によって，疼痛や防御性収縮の入り方が変化する．そのため，患者にとって最適な方法をみつける．ROM運動を行う際には，膝関節や膝蓋骨の動き，最終域感，疼痛部位，手術情報などからROM制限因子を推論し，一つずつ問題を解決していく．

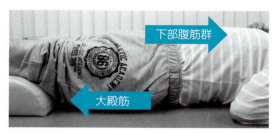
a. 正しい例

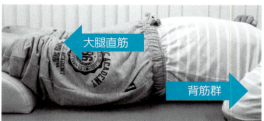
b. 骨盤前傾優位例

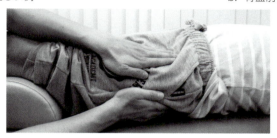
c. 触診による筋収縮の確認

図11 大殿筋運動

　大殿筋運動を行う際には，骨盤周囲筋のカップルドムーブメントを注意し，腹筋群下部と同時に収縮を促す．特に術後は背筋群と大腿直筋，または大腿筋膜張筋を使った骨盤前傾運動を優位に使う場面が多くみられる．触診をしながら動作や筋収縮を確認する

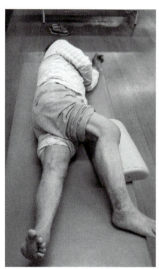
a. 正しい例

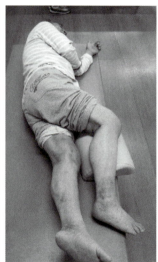
b. ハムストリングスでの代償

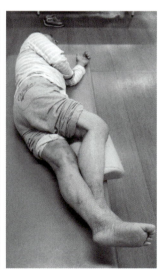
c. 股関節屈筋での代償

図12 股関節内転筋運動

　股関節内転とともに伸展・内旋，膝関節を伸展させ，内側広筋と同時に股関節内転筋の収縮を促す（a）．ハムストリングスや股関節屈筋での代償動作に注意する（b，c）．

表3 日常生活動作に必要な膝関節屈曲角度

	TKA患者（°）	健常者（°）
歩行	53.8	67.4
昇り坂（傾斜5°）	53.2	64.5
降り坂（傾斜5°）	57.3	72.1
階段昇り（16.5 cm）	69.2	98.5
階段降り（16.5 cm）	66.8	97.3
椅子への着座（46 cm）	67.8	99.0
椅子からの立ち上がり（46 cm）	71.2	99.3
浴槽へ入る（590 cm）	67.3	131.0
浴槽から出る（590 cm）	68.5	138.1
自動運動での膝関節屈曲	92.5	135.5

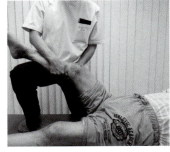

a. 浅い角度でのリラクゼーション

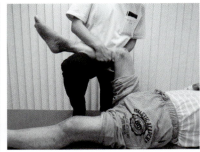

b. 痛みのない角度の探索

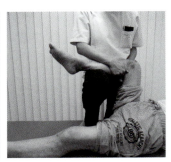

c. 筋のリラクゼーションとともにROM拡大

図13 浅い角度での他動関節可動域（ROM）運動

疼痛に応じて，少しずつ適度な速さ，かつ患者がリラクセーションできる姿勢で膝関節屈曲・伸展を行う．膝関節屈曲・伸展時には膝関節可動域，下腿の回旋，膝蓋骨の軌道，疼痛の有無などを評価する．このROM運動の中で，伸展域では膝窩筋やハムストリングスのマッサージ，屈曲域では大腿直筋や外側広筋のマッサージを行う．またその際，股関節を内旋・外旋または内転・外転させ，リラクセーション肢位を探す

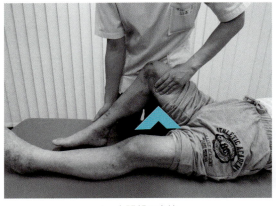

a. 大腿部の支持

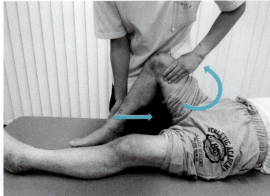

b. 筋のリラクゼーションとともにROM拡大

図14 深い角度での他動関節可動域（ROM）運動

患者の大腿部を支え，膝関節を屈曲する．防御性収縮が出ないように，屈曲する速さ・タイミング・肢位（股関節や体幹）を考慮する

b. 自動介助，自動関節可動域（ROM）運動（セルフエクササイズ；図15，16）

他動ROM運動と同時に，患者が自ら行う自動介助または自動でのROM運動を指導する．また，この運動は病棟での自主トレーニングとして利用でき，継続して行うように指導する．

> **エキスパートのコツ**
> 自動ROM運動の利点は，患者自身のタイミングで疼痛に応じて行えるところである．例えば，他動ROM運動時にどうしても防御性収縮が入ってしまう患者に対して有効である．

c. 膝関節屈曲・伸展制限の打開策

術後早期の膝関節のROM制限に対して，評価から制限因子を推論する．以下にアプローチ例を示す．

① 膝蓋骨の外側偏位へのアプローチ（図17）．
② 創部周囲の皮膚へのアプローチ（図18）．
③ ベッド端での下腿下垂位によるROM運動，膝蓋骨誘導（図19）．
④ 台を使用してのアシストROM運動（図20）．
⑤ 股関節へのアプローチ（図21）．

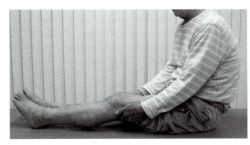

a. 開始肢位

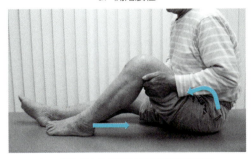

b. 痛みのない範囲まで膝関節を屈曲

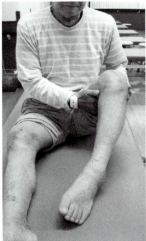

c. 正しい方向

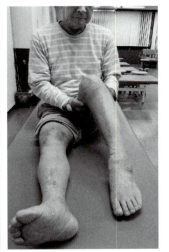

d. 誤った方向

図15　自動介助関節可動域（ROM）運動

踵を浮かさないように，膝関節をベッド上に滑らせて屈曲する．併せて骨盤前傾しながら股関節屈曲・外転・外旋を行い，大腿直筋の収縮を抑制する

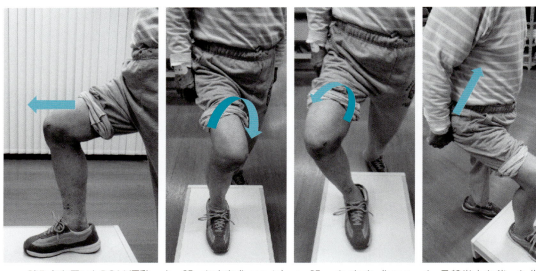

a. 踏み台を用いたROM運動　b. 誤った方向（knee-in）　c. 誤った方向（knee-out）　d. 骨盤挙上を伴った代償運動

図16　自動関節可動域（ROM）運動

疼痛に応じて，膝関節前面に伸長感が出るまで膝関節屈曲角度を増やしていく．knee-in，knee-outや骨盤挙上など異常動作が出ないように注意する（b～d）．

> **エキスパートのコツ**
> 膝蓋骨の外側偏位に対して，偏位の方向と触診から原因となる軟部組織を推論し，アプローチを行う．積極的なモビライゼーションは回復期に行う（外来リハビリテーション参照）．

3）非対称性荷重の改善

術後は，疼痛や術側下肢の筋力低下，非術側下肢の筋の過剰活動により，非対称性荷重での動作を起こす[12,13]．しかし，術後早期から疼痛が出現する中で無理に術側下肢へ荷重を促すと，さらに疼痛を助長してしまうおそれがある．そのため，術後早期は疼痛に応じて座位にて体幹・骨盤帯の非対称性姿勢を改善し，立位での荷重の準備を行う．アプローチ詳細は，本章の「第7節　外来フォローアップ」を参照．

4）エルゴメータによる持久力維持と膝関節協調性の改善

エルゴメータは下肢への負担が低く，安全に有酸素運動が行え，かつ膝関節の協調性運動の改善にもなるため，積極的に活用する．詳細は本章の「第7節　外来フォローアップ」を参照．

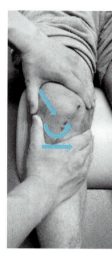
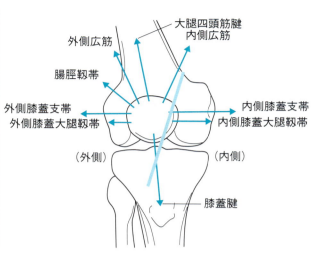

a. 膝蓋骨のモビライゼーション　　b. 膝蓋骨を支持する軟部組織（青線：侵入部）

図17 膝蓋骨の外側偏位（文献11）より改変引用）

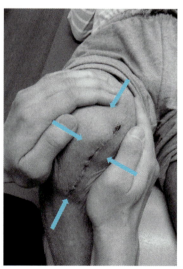

図18 創部周囲の皮膚の伸張
創部に皮膚のしわをよらせて，創部周囲の皮膚の伸張性の向上を図る

6-3　安全に日常生活を過ごすための退院時指導

1）杖歩行・階段動作の獲得

a. 杖歩行の獲得

　歩行器による歩行自立から杖歩行まで可及的速やかに進め，安全に早期自立を優先する．その際には，杖歩行時のバランス能力，荷重痛，膝の脱力感，過剰な杖の使用の有無などを

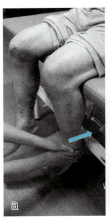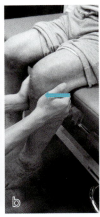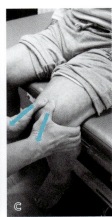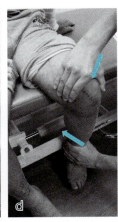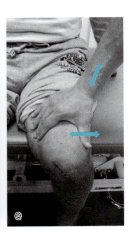

図19 端座位での他動関節可動域（ROM）運動

　強い疼痛や防御性収縮を抑制することが困難な場合に，この方法を選ぶ．患者には視覚・触覚を用いて，筋弛緩を学習させる．a は他動での膝関節屈曲 ROM 運動，b はハムストリングスの防御性収縮による脛骨後方偏位の改善，c は膝蓋骨を下方に誘導，d は膝蓋骨外側偏位を防止，e は外側広筋から外側支帯にかけてのマッサージ（ラテラルリリースを行っている場合，疼痛が強く出現する可能性あり）

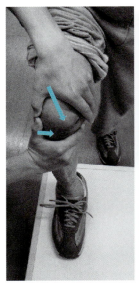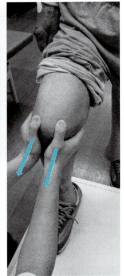

a．膝蓋骨外側偏位に対するアプローチ　　b．膝蓋骨下制不足に対するアプローチ

図20 自動関節可動域（ROM）運動＋膝蓋骨誘導

　膝関節屈曲時に，膝蓋骨下制が不足したり，膝蓋骨外側偏位がみられた場合は，徒手にて誘導する．誘導方向を変えながら，疼痛や屈曲可動域の評価を行い，膝蓋骨の最適な位置を考える

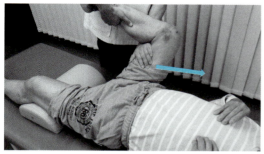
a. 股関節屈曲・外転・外旋のストレッチ

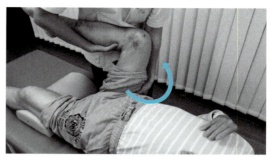
b. 最終域での股関節屈曲・外転・外旋の誘導

図21 股関節 ROM 運動

患者は膝関節のみではなく，股関節の可動域も低下していることがある．そのため股関節へのアプローチが必要である

評価したうえで決定する．無理に自立させることによって，転倒を招く危険性があるので注意する．また，疼痛，腫脹により歩容の改善に時間がかかる．異常動作へのアプローチは，本章の「第7節 外来フォローアップ」を参照．

b. 階段昇降の獲得

杖歩行の獲得後に，階段昇降の獲得を目指す．はじめは10 cm ほどの段差昇降から開始し，2足1段の昇り方・降り方を指導してから，実際の階段で練習する．疼痛が強い場合や膝関節に屈曲制限がある場合は，体幹や足部による代償や，後ろ向きや横向きでの昇降方法を指導する．

2）床上動作の獲得（図22）

床へ寝る方法と床から起き上がる方法を指導する．特に和式の生活習慣のある患者に対しては必須である．また，転倒後に床から起き上がる際にも必要な動作である．両側同時に手術を行っている患者は，両膝を床につくことにより動作が容易となる．そのため，動作指導を行う前に，必ず主治医に膝を床につく許可を得ることが必要である（なお，インプラントによって許可が出ない場合ある）．

3）退院時指導（退院後のトレーニング，禁忌動作の再指導）

退院後も継続してトレーニングを行い，筋力増強に励むように促す．その際には，簡便なトレーニングを選択し，適切な負荷や量を指導する（「第4章 患者指導用パンフレット」を参照）．また，オリエンテーションで指導した禁忌動作を再指導する．

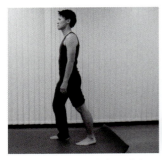
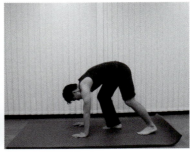
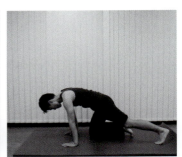

a. 術側下肢を後方へ引く　　b. 両手を床につき，高這い位となる　　c. 健側膝を床につく

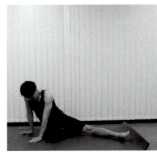
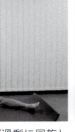

d. 術側膝関節が過剰に回旋しないように注意し，殿部を床につく　　e. 長座位となり，起き上がりはこの反対を行う

図22　床上動作（例：片側TKA）

和式生活をしている患者に必要な動作となる．また，もし転倒した場合に，地面から起き上がる動作としても必要となる．

文献

1) Robbins SM, et al：Predicting acute recovery of physical function following total knee joint arthroplasty. *J Arthroplasty* **29**：299-303, 2014
2) Delforge G（著），鳥居　俊，他（監訳）：エビデンスに基づくインジャリーケア．ナップ，2005
3) 森本温子，他：痛み系と運動系のつながりからみた運動療法の可能性．理学療法　**25**：1458-1465, 2006
4) 橋本辰幸，他：筋，骨，関節の痛み．理学療法　**27**：1095-1101, 2008
5) Pozzi F, et al：Physical exercise after knee arthroplasty：a systematic review of controlled trials. *Eur J Phys Rehabil Med* **49**：877-892, 2013
6) Stevens-Lapsley JE, et al：Early Neuromuscular Electrical Stimulation to Imprive Quadriceps Muscle Strength After Total Knee Arthroplasty. *Phys Ther* **92**：210-226, 2012
7) Piva SR, et al：Contribution of hip abductor strength to physical function in patients with total knee arthroplasty. *Phys Ther* **91**：225-233, 2011
8) 嶋田智明，他（常任編集），対馬栄輝（ゲスト編集）：実践MOOK・理学療法プラクティス　変形性関節症―何を考え，どう対処すべきか．文光堂，2008
9) Myles CM, et al：Knee joint functional range of movement prior to and following total knee arthroplasty measured using flexible electrogoniometry. *Gait Posture* **16**：46-54, 2002
10) Harvey LA, et al：Continuous passive motion following total knee arthroplasty in people with arthritis. *Cochrane Database Syst Rev* **2**：CD004260, 2014
11) 整形外科リハビリテーション学会（編）：関節機能解剖学に基づく整形外科運動療法ナビゲーション―下肢　改訂第2版．メジカルビュー社，2014

12) Yoshida Y, et al : Association between long-term quadriceps weakness and early walking muscle co-contraction after total knee arthroplasty. *Knee* **20** : 426-431, 2013
13) Maffiuletti NA, et al : Asymmetry in quadriceps rate of force development as a functional outcome measure in TKA. *Clin Orthop Relat Res* **468** : 191-198, 2010

（田中友也）

第7節　外来フォローアップ

7-1　術後の状態把握と局所的な機能改善

1）術後の状態確認

a．感染徴候の有無の確認
　感染の発生は術後早期がほとんどであるが，術後一定期間が経過していても発生する可能性があるため[1,2]，回復・維持期においても感染徴候を観察する．

b．創部の状態の確認
　術後3週の時点でも，創部の発赤や痂皮（いわゆるかさぶた）が存在するため，外来通院時に創部から出血を認める場合がある（図1）．出血などの創部状態不良は，遅発性感染につながるおそれがあるので，発見しだい速やかに医師による処置を行う．

　術後早期や術創部の癒合不全がある場合は，創部感染のリスクが高いため，入浴やプール利用の可否は，主治医に判断を仰ぐ．

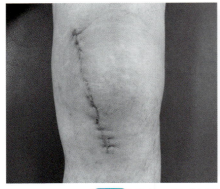 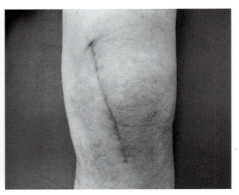

図1　術後3週（左図），3カ月（右図）の術創状態

c. 下肢の浮腫の観察と下腿後面の圧痛検査

下腿の触診や pitting 検査を行い，浮腫や状態を確認する．特に術後，深部静脈血栓症（DVT：deep vein thrombosis）が発生した患者においては，血液検査や超音波検査の経過を確認しておく．

2）画像所見の把握

a. 術後の膝関節可動域制限に影響を及ぼす画像所見の把握

人工膝関節全置換術（TKA：total knee arthroplasty）術後のインプラント設置アライメントは，関節可動域（ROM：rage of motion）に影響を及ぼすとされる．術後 ROM の予後予測や原因の同定のため，あらかじめ画像所見から設置アライメントを把握する．

インプラントの種類にもよるが，大腿骨コンポーネントにおける posterior condylar offset（PCO；図 2）と脛骨コンポーネントにおける脛骨後方傾斜角（tibial posterior slope）が膝関節屈曲に影響する[3)4)]．また，大腿骨コンポーネントと脛骨コンポーネントの前後関係も膝関節屈曲を左右する要因となる[4)]．PCO が十分でない場合，膝関節屈曲運動時のロールバック（rollback）運動が生じにくくなり，大腿骨顆部の後方でインピンジメントが生じる（図 3）．

3）膝関節の局所的な機能維持・改善

a. 膝蓋骨可動性に対するアプローチ

TKA 術後患者は，膝蓋骨運動が阻害されることが多い．膝蓋骨の可動性や運動は，膝蓋骨周囲の軟部組織の柔軟性や脛骨大腿関節の回旋アライメントによる影響を大きく受ける．上下方向や内側・外側方向の動きだけでなく，回旋や傾斜の可動性（図 4）についても詳細

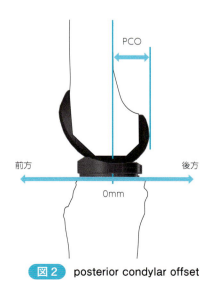

図2　posterior condylar offset

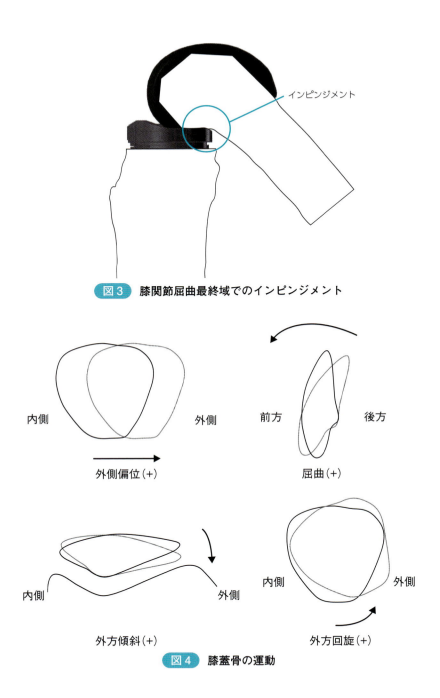

図3 膝関節屈曲最終域でのインピンジメント

図4 膝蓋骨の運動

な評価が必要である．特に術前から筋のインバランスや膝関節伸展機構の短縮，膝蓋骨外側の軟部組織の滑走不全により，膝蓋骨の上下運動や内方移動が阻害されることが多い．patella glide test や patella tilt test を用いて，膝蓋骨の可動性を入念に評価する必要がある（図5）．膝蓋骨可動性の評価は，膝関節伸展位のみでなく，他動的な膝関節屈曲運動に伴う膝蓋骨運動を評価する．腸脛靱帯や外側広筋，外側膝蓋支帯に短縮や癒着がある場合は，膝

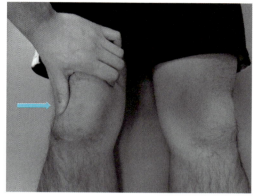
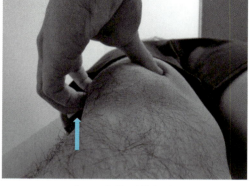

a. patellar glide test　　　　　　　b. patellar tilt test

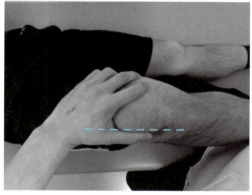
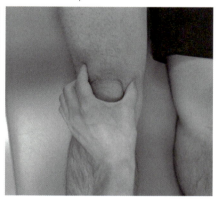

c. 膝関節屈曲時の膝蓋骨外方偏移の評価　　d. 等尺性収縮時の膝蓋骨運動の観察

図5　膝蓋骨可動性の評価
a．膝蓋骨を徒手的に内方に誘導し，その可動範囲を確認
b．膝蓋骨外側縁を腹側に引き上げる．膝蓋骨の傾斜を確認
c．膝関節伸展位から他動的屈曲運動時の膝蓋骨の外方偏位を確認
d．大腿四頭筋セッティング時の膝蓋骨の上方移動に伴う外側偏位量を確認

蓋骨外方傾斜（lateral tilt）を呈し，膝関節屈曲30°あたりで膝蓋骨の外側への移動が観察される．また，同時に広筋群の収縮に伴う膝蓋骨の上方移動も確認する．

　膝蓋骨の下方移動が不十分で，膝関節屈曲制限を有する患者に対して膝蓋骨の尾側すべり（caudal glide）を実施する．トラッキングエラーの改善には内側への滑り（medial glide）の関節モビライゼーションを行う（図6）．いずれも痛みのない範囲で行い，施行後にROMまたは大腿四頭筋セッティング（quad setting）に伴う膝蓋骨運動を確認する．

トラッキングエラー：内側広筋の萎縮や収縮遅延が認められる場合，膝関節伸展位で等尺性収縮時に膝蓋骨の外上方への移動（トラッキングエラー）が観察される．

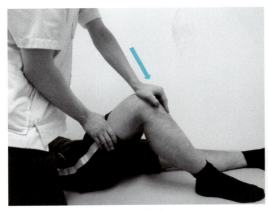 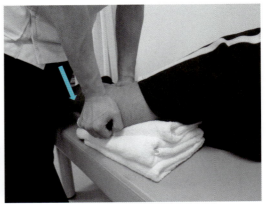

a. 尾側の滑り　　　　　　　　　　　　b. 内側の滑り

図6 膝蓋大腿関節に対するモビライゼーション

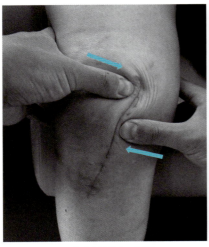 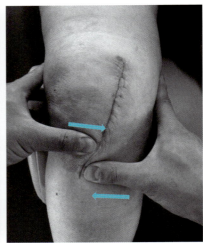

a. 術創部近位の評価　　　　　　　　　　b. 術創部遠位の評価

図7 術創部の柔軟性の評価

> **エキスパートのコツ**
> TKA術後の膝蓋骨アライメント評価は，定量化されていないが，反対側との比較やendfeelを確認することで，運動性の低下を判断できる．

b. 術創部周囲の癒着に対するアプローチ

術創部周囲における軟部組織の癒着はROM制限の要因となる．術創の近位から遠位まで軟部組織の柔軟性を評価する[5]（図7）．柔軟性の低下が観察される部位に対しては，モビライゼーションを行う（図8）．

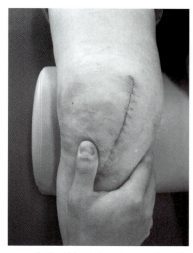 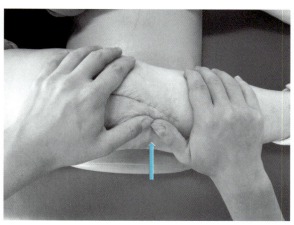

a. ダイレクト（direct）マッサージ　　b. フリクション（friction）マッサージ

図8 術創部モビライゼーション

c. 膝関節伸展制限に対するアプローチ

術後の膝関節伸展の回復は臨床上，重要なポイントである．膝関節伸展制限は術後患者の歩行時エネルギー効率を減少させ[6]，術後の身体機能を低下させる重要な要因であるため[7,8]，入念な評価と治療介入が必要となる．

膝関節伸展制限には，膝窩部および後外側の軟部組織の伸張性低下が影響する．膝関節伸展制限の程度は，ROM 検査に加えて腹臥位での heel height difference（HHD）により把握する（図9）．制限因子は筋長検査と膝関節伸展最終域での end feel により鑑別する．下肢伸展挙上（SLR：straight leg raising）検査によりハムストリングスの短縮の有無を評価する．また，腹臥位での膝伸展時の end feel が硬けれ（firm）ば後方関節包を含む非収縮組織の短縮，end feel が軟らかけ（soft）れば筋性の制限であると判断する．そして，膝窩筋や腓腹筋，または大腿二頭筋短頭などの短縮を把握し，硬結部位に対して軟部組織モビライゼーションを実施する（図10）．

 術前の膝関節伸展制限は，術後伸展 ROM の回復を左右する重要な要因[8]である．術後獲得される可動域の予後予測のため，術前の膝関節 ROM を確認しておく．

d. 膝関節屈曲制限に対するアプローチ

膝関節屈曲制限は，またぎ動作，靴下着脱動作，階段昇降，自転車駆動などのあらゆる日常生活動作（ADL：activities of daily living）に影響を及ぼす．また歩行時，足部のクリアランス低下の一要因となる．

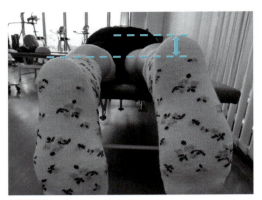

図9 heel height difference（HDD）の評価
患者を検査台上で腹臥位にさせ，下腿をベッド端より出した状態で踵の高さの左右差を測定する

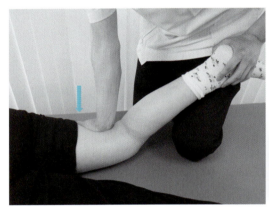

a. 大腿二頭筋に対するダイレクトマッサージ

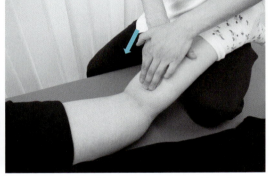

b. 膝窩筋に対するダイレクトマッサージ

図10 膝関節伸展に影響する軟部組織に対するモビライゼーション

インプラントのデザインや術後の靱帯バランスにも左右されるが，術後膝関節においても屈曲30°付近より内旋運動が生じる（図11）[9]．徒手的なアプローチを行う際にも，膝関節屈曲運動に伴う脛骨の回旋運動を誘導することにより，円滑にROMの改善が図れることがある（図12）．また，PCL温存型インプラントにおいて，相対的にPCLの緊張が高まっている場合，脛骨関節面に対して大腿骨顆部が後方に移動しながら転がるロールバック運動が阻害されるため，後方のスティフネス（stiffness）の存在は屈曲制限の要因となる．これに対しては，firmなend feelが感じられる膝関節屈曲角度で愛護的に脛骨を後方へ押し込み，関節の遊びをつくるようなイメージで屈曲する（図13）．

e. 膝関節周囲筋機能に対するアプローチ

術後患者は，手術侵襲による影響のみならず，術前より生じている筋弱化（本章の「第4節 術前の外来リハビリテーション」を参照）の影響で膝関節伸展機構が機能低下をきたす．

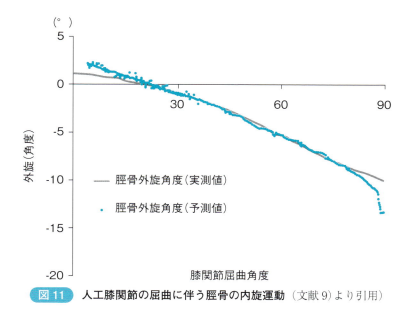

図11　人工膝関節の屈曲に伴う脛骨の内旋運動（文献9）より引用）

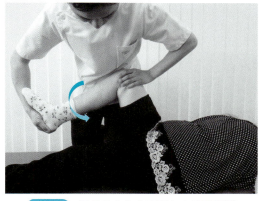

図12　脛骨の内旋を意識した徒手誘導

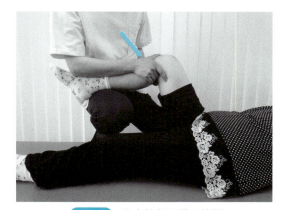

図13　後方軟部組織の伸張

用語解説　extension lag：膝関節の他動的な完全伸展は可能だが，自動的な運動範囲が減少している状態を指す．extension lagは，さまざまな運動パフォーマンスに影響を及ぼす．

　膝関節最終伸展位での筋力低下（extension lag）は，さまざまな運動パフォーマンスに影響を及ぼす．術後早期のみならず，他動的な伸展改善に合わせて適宜，詳細な筋機能の確認を行う必要がある（図14，15）．したがって，膝関節周囲筋機能の回復に合わせて漸増的な運動プログラムを実施する（図16〜21）．

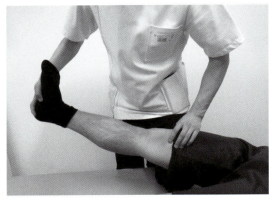
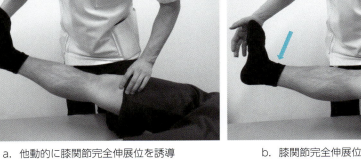

a. 他動的に膝関節完全伸展位を誘導　　　　　b. 膝関節完全伸展位での保持能力を評価

図14 extension lag の評価

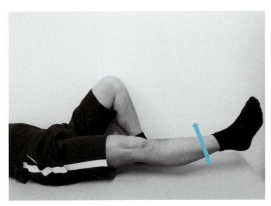
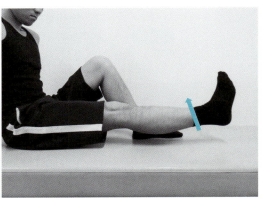

a. 背臥位での SLR　　　　　　　　　　　　b. 長座位での SLR

図15 SLR による extension lag の評価

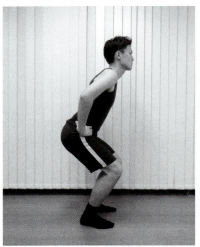
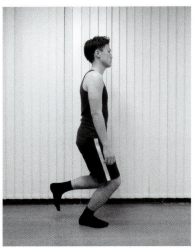

a. ハーフスクワット　　　　　　　　　　　b. 片脚ハーフスクワット

図16 スクワット運動

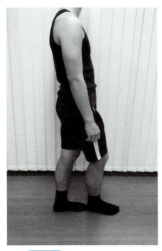
図17 タンデム立位

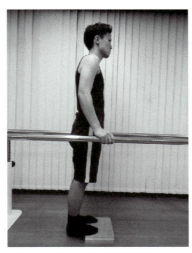
a. 開始肢位

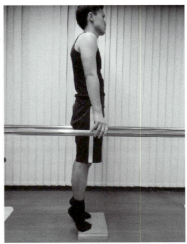
b. 終了肢位

図18 カーフレイズ

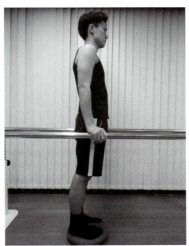

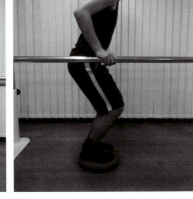

図19 バランス運動

7-2 機能低下および動作不良パターンの把握，動作能力の改善

1）起立・着座動作の改善

術後の膝関節機能の改善に合わせて，適切な起立・着座動作の獲得を目指す．

a. 非対称性に対するアプローチ

片側 TKA 患者の場合，術後の起立・着座動作時に下肢荷重量の非対称性（WBA：weight-

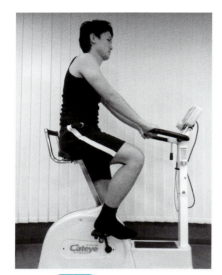

図20　エアロバイク

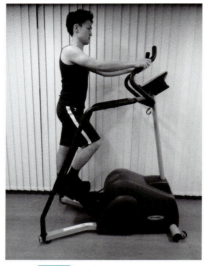

図21　ステアクライマー

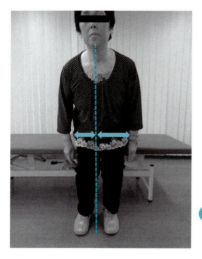

図22　荷重非対称性を呈する症例の立ち上がり動作パターン

bearing asymmetry）を生じる（図22）．起立・着座動作時の非対称性は，多くの患者において，特に術後1カ月の段階でWBAがもっとも大きくなり，術後6カ月の段階で健常高齢者と相違がなくなるとされる[10]．しかし，術後長期にわたって改善を認めない患者も多い．WBAの大きさは，術後の大腿四頭筋の筋力や疼痛などの膝関節機能の低下と関連を示す．

　WBAの改善を目的として，患者に大腿部をセルフモニタリングさせて起立・着座動作を反復させる（図23）．非対称性の強い症例には，座位での体幹前傾から離殿までの動作を反復させる．その際に，大腿前面の筋活動を確認させる．

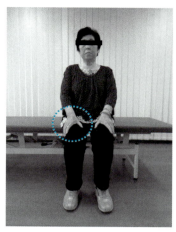 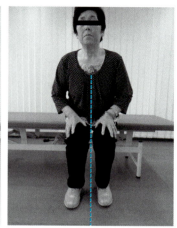

a. 両大腿四頭筋の触診　　b. 起立時の筋収縮を確認

図23 大腿部のセルフモニタリングを利用した起立練習

b. 矢状面上より観察される代償動作に対するアプローチ

前述の前額面上におけるWBAと同様に，矢状面上においても術前・術後早期に生じる疼痛や関節機能低下由来の動作戦略が観察されることが多い．矢状面上における特徴的な運動力学的異常としては，健常者あるいは術後患者の非術側と比較した場合の内的膝関節伸展モーメントの減少が主たる問題となる[11]．そして，動作時には膝関節屈曲角度の減少，股関節の屈曲，体幹前傾角度の増大を認める（図24）．

また，臨床場面において起立・着座動作時に上肢を過剰に使用した動作パターンが残存している患者も多い．このような患者では，上肢支持なしでは起立動作に対する恐怖心が強く，体幹前傾角度が減少することもある．そのため前方への重心移動不足が，より離殿動作時に内的膝関節伸展モーメントを必要とし，かえって膝蓋大腿関節を中心とした膝関節への過剰なストレスを生む．

矢状面上で生じる運動力学的異常に対しては，骨盤前傾と下腿前傾を誘導して起立動作を行う（図25）．立ち上がり動作初期相における前方への重心移動を再教育し，適切な股関節屈曲運動による骨盤前傾位を意識した下腿前傾を伴う離殿動作を獲得させる．起立動作のみでなく，着座動作時にも着殿時のアライメントに注意し，適切な動作指導を行う．

c. 起立・着座動作の協調性改善トレーニング

健常高齢者と比較して，術後患者の起立・着座動作では，大腿四頭筋とハムストリングスの同時収縮が過剰となる．健常高齢者では起立動作の前半相にて大腿四頭筋が活動したのち，股関節伸展動作が中心となる後半相においてハムストリングスの収縮が大きくなる．着座動作時には逆転した筋活動が確認される．これに対して術後患者では，大腿四頭筋とハムストリングスの分離した筋活動が乏しく，特に遠心性活動となる着座動作時に同時収縮が過剰となる[12]．このため，低い椅子への着座動作においてはスムーズな動作が阻害される．

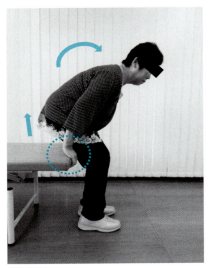

図24 矢状面上で観察される起立・着座動作不良パターン

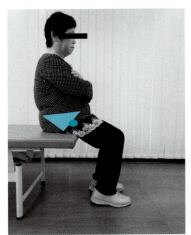

a. 開始肢位

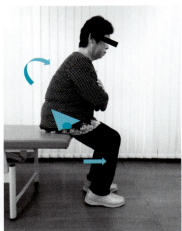

b. 骨盤前傾

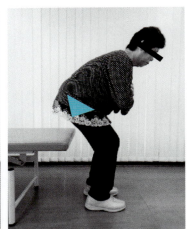

c. 骨盤前傾を維持したまま離殿

図25 適切な骨盤前傾と下腿前傾を伴う起立動作

　術後患者にとって座面が低い場合，運動が過負荷となり代償的な動作を助長してしまう．そのため，あらかじめ適切な高さを評価しておく．トレーニングの際，特に着座時の遠心性運動を意識させる．「1秒で立ち，5秒かけて座る」などの口頭指示入力により，時間的側面から随意的なコントロールを促す．

2）歩行能力・歩容の改善

　術後患者の平地歩行では，歩行周期を通じて膝関節の最大屈曲角度の減少，立脚初期にお

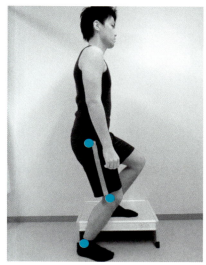 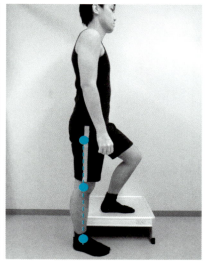

　　　a. 膝関節屈曲位　　　　　　b. 膝関節伸展位

図26　右立脚期で膝関節伸展運動改善に対するアプローチ

ける内的膝関節伸展モーメントの減少，術側下肢の単脚支持期の短縮などの運動力学的異常を呈する．健常者と比較して，術後6カ月の時点においても術側下肢の単脚支持期の短縮は残存し[13,14]，歩行中の膝関節屈曲角度の減少は1〜2年経過しても観察される[15]．

a. 初期接地から歩行立脚相を通じて膝関節屈曲位を呈する患者に対するアプローチ

　extension lagの存在や，膝関節伸展制限が存在する場合，立脚相を通じて膝関節屈曲位での歩行を呈する．増大する外的な膝関節屈曲モーメントに対し，二関節筋による活動が高まり，かつ膝関節周囲筋の同時収縮が強まることで，円滑な二重膝作用（knee action）が阻害されることがある．これにより膝関節伸展機能不全から立脚中期（mid stance）にて沈み込むような歩行となる．

　このような場合，膝関節最終伸展域での広筋群の促通を目的とした閉鎖運動連鎖（CKC：closed kinetic chain）でのエクササイズが有効である（図26）．その際，内的膝関節伸展モーメントを減少させる体幹前傾や股関節屈曲による代償運動に注意して実施する（図27）．平行棒などの上肢支持の有無で負荷量を調整するとよい．また，初期接地（IC：intial contact）での広筋群の瞬間的な筋収縮の再教育のため，踵接地を強調した前後方向への体重移動エクササイズを行う（図28）．

b. 歩行周期を通じて膝関節伸展位でロッキング（locking）傾向の患者に対するアプローチ

　歩行時，ICから荷重応答期（LR：loading response）において体幹の前傾や膝関節過伸展により，内的な膝関節伸展モーメントが減少している．また，ICから生じるロッカー（rocker）機能（図29）が作用せずに足関節背屈運動が減弱し，前方への重心移動が乏しく

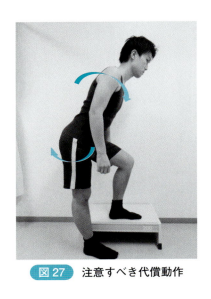

図27 注意すべき代償動作

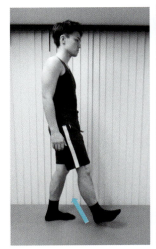

a. 踵接地

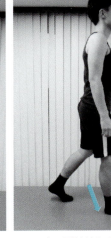

b. 踵接地からの荷重

図28 踵接地を意識した前後方向への体重移動

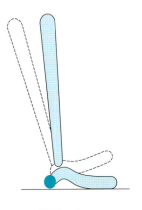

a. 踵ロッカー

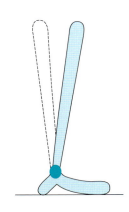

b. 足関節ロッカー

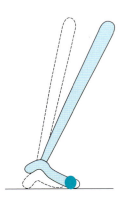

c. 前足部ロッカー

図29 歩行時のロッカー機能

なる．このような場合，LRから立脚終期（terminal stance）にかけて足関節ロッカー（ankle rocker）機能を再教育する（図30）．

c. 遊脚期においてstiff kneeの患者に対するアプローチ

遊脚期において膝関節屈曲運動が乏しく，分回し歩行を呈する患者に対しては立脚終期（terminal stance）から遊脚初期（initial swing）にかけての重心移動（前足部ロッカー）と円滑な膝関節屈曲運動の再教育を行う．その際，前後方向への重心移動に合せ，セラピストが前後方向への重心移動を誘導する（図31）．

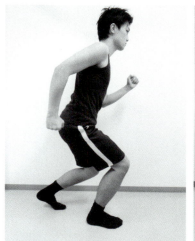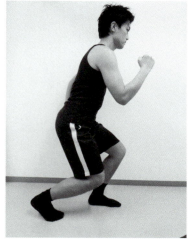

図30 足関節ロッカー機能の再教育を目的とした knee bent walk トレーニング

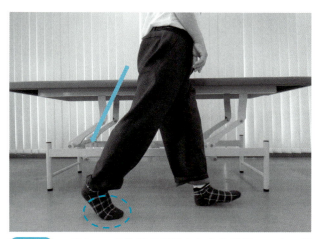

図31 stiff knee の改善を目的とした前足部ロッカー機能の再教育

立脚終期における股関節伸展と足関節底屈，中足趾節間関節背屈を意識した前方への蹴り出し練習を行う

3）スムーズな階段昇降動作の獲得

　術後患者の階段昇降能力は，他の ADL 動作と比較しても顕著に低下を示す[16,17]．健常高齢者と比較しても，その動作能力は低下を認める[18]．また，階段昇降能力は術後の患者満足度に影響を与える重要な要素の一つである[19]．階段昇降動作ともに，動作を通じた膝関節屈曲角度の減少，術側下肢の立脚期における外的な膝関節屈曲モーメントの減少が生じる[20]．

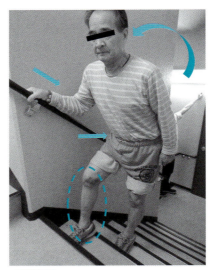

図32　昇段動作時の上肢の過使用

a. 昇段動作時の動作不良に対するアプローチ

　膝関節屈曲制限が強い患者では，昇段動作の遊脚期に足部のクリアランスの低下が観察される．この時，つま先と階段の段鼻の接触を避けるため，股関節屈曲や体幹後傾，または分回しによる代償動作が観察されることがある．昇段動作の立脚期では，膝関節の筋力低下や屈曲角度を補うため手すりを把持して，上肢で身体を引き上げるような動作が観察される（図32）．

　下肢筋力が改善したにもかかわらず，手すり把持による上肢の過使用が強い患者に対しては，昇降台を用いて前後方向への重心移動エクササイズを実施する．この時，平行棒上にストレッチポールを配置し，前方に移動させながら術側下肢への荷重を促すことで，上肢使用を抑制した状態での前方への重心移動を図る（図33）．

b. 降段動作時の動作不良に対するアプローチ

　降段動作時の膝関節屈曲角度の減少は，立脚期の膝関節屈曲運動における下肢伸展機構の遠心性作用が低下しているために生じる．そのため降段時，術側下肢の立脚期における骨盤・体幹の回旋や傾斜による代償動作が観察される．また，前額面上でknee-inまたはknee-outが観察される（図34）．荷重下での膝関節アライメント不良は，疼痛発生の原因となるため注意する[21]．

　術後患者において，降段動作にて最も動作困難感が残存しやすいため，疼痛のない範囲でできるだけ早期より，遠心性の膝関節伸展筋の活動を賦活する．CKCエクササイズでは，同側の骨盤後方回旋や体幹の前傾による代償動作に注意しながら運動を誘導する．また，CKCエクササイズでは遠心性膝関節屈曲運動に合わせて反対側下肢の外転運動を付加することで，体幹と骨盤帯の安定化を促通できる（図35）．

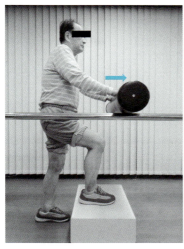 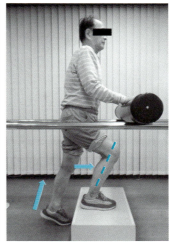

a. 開始肢位　　　　　b. 前方への重心移動

図33 昇段動作改善アプローチ

aの肢位からストレッチポールを転がすように前方への重心移動を促す．エクササイズ時の体幹前傾と下腿前傾運動を確認する

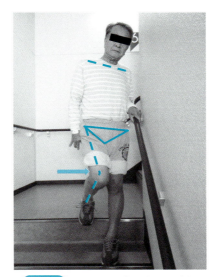

図34 降段動作時の動作不良例

> **エキスパートのコツ**
> 術後患者は不安感や疼痛から1足1段での降段動作が遂行できないことも多い．患者の心理面も含めて適正負荷を判断し，エクササイズを選択する．

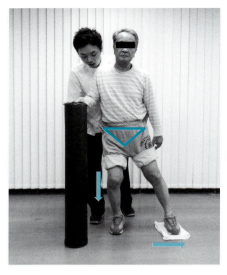

図35 降段動作改善を目的としたアプローチ（side excursion exercise）

立脚側下肢への荷重を意識した状態での膝関節屈曲動作を行う．反対側下肢はタオルをスライドさせる．セラピストは骨盤の過度な傾斜や膝関節の側方移動に注意し，動作を誘導する

4）kneeling動作の可否の把握と患者教育

a．kneeling動作の可否を分けるポイントの把握

術後患者にとって，kneeling動作は最も困難な膝関節深屈曲動作である[22]．当院での自験例においても約7割の患者が，術後長期間経過しても日常生活場面でkneeling動作を回避していた（当院では，kneeling動作は許可している）[23]．術側膝関節の機能低下（疼痛，ROM制限など）により動作困難を呈していることもあるが，患者の多くは心理的要因（恐怖心，禁忌動作であるという誤解など）が原因となっていることが多い[23,24]．kneeling肢位を経由しない床上動作では，高這い位を経由した動作となり，転倒リスクや腰部へのストレスを生じる可能性がある．kneeling動作が可能と判断できる患者に対しては，許容される動作に対する適切な患者教育と動作指導が求められる．kneeling動作の可否を分けるポイントを表1に示す．

伏在神経膝蓋下枝：大腿神経から起こる膝関節の前面，下腿近位前外側および膝関節包の前内側部分を支配領域とする感覚神経である（図36）．膝関節の前内側部に皮切を行う外科手術では知覚異常が頻発する．

術後患者のkneeling動作については賛否両論あり，インプラントの種類（特にPCL切除型インプラント）などによっては主治医が許可しない場合もある．

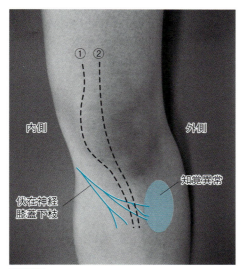

図36 伏在神経膝蓋下枝の走行と支配領域
①medial parapatellar incision, ②anterior midline incision

表1 kneeling動作の可否を分けるポイント

- 膝関節前面の圧痛
- 膝関節前面の知覚過敏（hypersensitivity）
  ▶伏在神経膝蓋下枝が支配領域とする膝蓋骨前下方の知覚過敏（図36）
- 膝関節屈曲可動域
  ▶上肢指示なしでの姿勢保持を行う場合，膝蓋大腿関節に加わる圧縮ストレスを考慮すると，膝関節屈曲120°以上を獲得していることが望ましい[4]
- 術創の状態
  ▶術創の治癒不良の場合は禁止

b. kneeling動作の練習

　ひざまずくことに対して恐怖心が強い患者には，kneeling肢位を誘導する前に，四つ這い位や台を用いたkneeling肢位で膝関節前面への荷重練習を実施する．患者自身も疼痛がないことが認識できれば，その後，容易にkneeling肢位へ移行できることが多い．プラットホームやタオルなど，やわらかい面の上で行うこともkneeling動作を導入するポイントの一つである．

　転倒リスクや腰部への負担を軽減させるため，kneeling動作が可能な患者に対しては，四つ這い位を経由した床上動作の指導を行う（図37）．また，高這い位から四つ這い位へ移行する際に術側下肢（両側例の場合は屈曲制限の強い側）を後方に引くことで，四つ這い位での膝関節屈曲角度を減少させることができ，円滑に動作を遂行することが可能である．

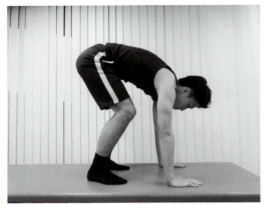
a. 高這い位

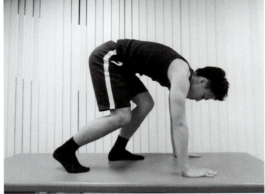
b. 一側の膝関節を屈曲していく

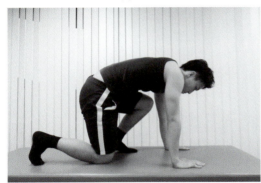
c. 次いで対側

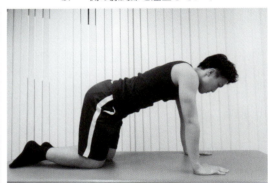
d. 四つ這い位

図37 四つ這い位を経由した床上動作

5）自転車駆動能力の改善

a. 自転車駆動能力を獲得するための患者教育

　臨床現場において，自転車を日常的移動手段として利用している患者は多い．しかし，その一方で自転車利用困難な患者も存在する．自転車エルゴメータを用いた当院の調査[25]では，足部を床面に設置できるサドル高，および前足部でのペダル駆動という条件下で，駆動時の膝関節屈曲角度は約103°であった．また駆動可能である場合でも，他動的膝関節屈曲可動域に対し，駆動時に要する角度の割合が大きくなる（約90％）と自覚的な駆動困難感を生じた．

　そこで，長いクランクを使用したペダルの中足趾節間関節での駆動に対し，短いクランクを使用した後足部での駆動では，長いクランクより駆動時の膝関節屈曲角度を約30°減少させることができる[26]．ペダルに対する足部位置の変更だけでも約10°の膝関節屈曲角度の減少が可能である[25]（図38）．自転車利用困難を訴える患者に対し，安全な自転車駆動を達成させるためには，サドル高の調整だけでなく，短いクランクの利用と足部の位置に対して指導する．

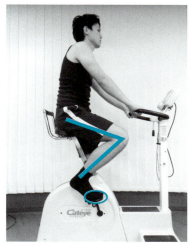 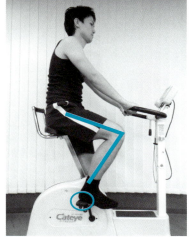

a. 前足部によるペダル駆動　　b. 後足部によるペダル駆動

図38　ペダル駆動部位の違いによる膝関節屈曲角度変化

7-3　身体機能の維持・向上を目的としたコンディショニング方法の定着

1）術後の身体活動量の維持・向上

a. 許可されるスポーツ活動の紹介

近年，術後の活動レベルは増加し，余暇活動としてスポーツを行う患者も多い．生活習慣病の予防や健康寿命の延長の観点から積極的な身体活動量の向上が求められる．しかし，術後患者の中には，膝関節機能が改善したにもかかわらず，健常高齢者と比較して身体活動量が低いという報告もある．外来リハビリテーションにおいて，身体機能の向上とともに，許可される運動[27]（p108の表2を参照）を紹介し，安全な身体活動量の向上を図る必要がある．

b. 医師の定期診察時の理学療法評価と評価結果のフィードバック

術後患者は，外来リハビリテーション終了後もベアリングの摩耗やインプラントのゆるみの有無を確認するため，定期的な医師の診察を要する．その際に，理学療法士によるROMや筋機能など膝関節機能評価を行う．また，評価結果から個別の身体機能に応じた運動処方を行う．

文献

1) Blom AW, et al：Infection after total knee arthroplasty. *J Bone Joint Surg Br* **86**：688-691, 2004

2) Jämsen E, et al：Incidence of prosthetic joint infections after primary knee arthroplasty. J Arthroplasty **25**：87-92, 2010
3) Massin P, et al：Optimization of the posterior condylar offset, tibial slope, and condylar roll-back in total knee arthroplasty. *J Arthroplasty* **21**：889-896, 2006
4) Mizu-uchi H, et al：Effect of total knee arthroplasty implant position on flexion angle before implant-bone impingement. *J Arthroplasty* **26**：721-727, 2011
5) Vercelli S, et al：How to assess postsurgical scars：a review of outcome measures. *Disabil Rehabil* **31**：2055-2063, 2009
6) Murphy, MT, et al：The Effect of Knee Flexion Contracture Following Total Knee Arthroplasty on the Energy Cost of Walking. *J Arthroplasty* **29**：85-89, 2014
7) Ritter MA, et al：The role of flexion contracture on outcomes in primary total knee arthroplasty. *J Arthroplasty* **22**：1092-1096, 2007
8) Koh IJ, et al：Incidence, predictors, and effects of residual flexion contracture on clinical outcomes of total knee arthroplasty. *J Arthroplasty* **28**：585-590, 2013
9) D'Lima DD, et al：The 2011 ABJS Nicolas Andry Award：'Lab'-in-a-knee：in vivo knee forces, kinematics, and contact analysis. *Clin Orthop Relat Res* **469**：2953-2970, 2011
10) Christiansen CL, et al：Weight-bearing asymmetry during sit-stand transitions related to impairment and functional mobility after total knee arthroplasty. *Arch Phys Med Rehabil* **92**：1624-1629, 2011
11) 相澤純也, 他：片側下肢術後の動作障害に対する理学療法アプローチ. 理学療法 **27**：154-166, 2010
12) Davidson BS, et al：Muscle activation and coactivation during five-time-sit-to-stand movement in patients undergoing total knee arthroplasty. *J Electromyogr Kinesiol* **23**：1485-1493, 2013
13) Casartelli NC, et al：Differences in gait characteristics between total hip, knee, and ankle arthroplasty patients：a six-month postoperative comparison. *BMC Musculoskelet Disord* **14**：176, 2013
14) Mandeville D, et al：The effect of total knee replacement on dynamic support of the body during waking and stair ascent. *Clin Biomech*（Bristol, Avon）**22**：787-794, 2007
15) Milner CE：Is gait normal after total knee arthroplasty? Systematic review of the literature. *J Orthop Sci* **14**：114-120, 2009
16) 大島理絵, 他：人工膝関節置換術後の疼痛および身体機能の回復過程. 第32回関東甲信越ブロック理学療法士学会, 2013
17) Finch E, et al：Functional ability perceived by individuals following total knee arthroplasty compared to age-matched individuals without knee disability. *J Orthop Sports Phys Ther* **27**：255-263, 1998
18) Bade MJ, et al：Outcomes before and after total knee arthroplasty compared to healthy adults. *J Orthop Sports Phys Ther* **40**：559-567, 2010
19) Kim TK, et al：Functional disabilities0 and satisfaction after total knee arthroplasty in female Asian patients. *J Arthroplasty* **25**：458-464, 2010
20) Standifird TW, et al：Stair Ambulation Biomechanics Following Total Knee Arthroplasty：A Systematic Review. *J Arthroplasty* **29**：1857-1862, 2014
21) Petersen W, et al：Anterior knee pain after total knee arthroplasty：a narrative review. *Int Orthop* **38**：319-328, 2014
22) Hassaballa MA, et al：Functional outcomes after different types of knee arthroplasty：kneeling ability versus descending stairs. *Med Sci Monit* **13**：77-81, 2007
23) 廣幡健二, 他：TKA・UKA術後の患者における跪き動作の実施状況とその制限因子. 第46回日本理学療法学術大会
24) Hassaballa MA, et al：Observed ability after total, unicompartmental and patellofemoral knee arthroplasty：perception versus reality. *Knee Surg Sports Traumatol Arthrosc* **12**：136-139, 2004
25) 廣幡健二, 他：片側人工膝関節置換術後患者の自転車エルゴメータ駆動能力と膝関節可動域の関係. 第47回日本理学療法学術大会, 2012

26) 大森　豊, 他：自転車駆動におけるクランク長変化と足部の位置が生体に及ぼす影響. 運動整理 **8**：213-216, 1993
27) Healy WL, et al：Athletic activity after total joint arthroplasty. *J Bone Joint Surg Am* **90**：2245-2252, 2008

（廣幡健二）

第3章
代表的な評価尺度

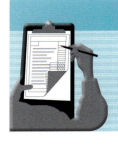

評価尺度の概要

　現在，人工関節手術の評価尺度は，30種類以上が存在するといわれている．これまでは医療者立脚型尺度が主であったが，近年，患者立脚型尺度による評価が盛んに進められている．わが国では，特異的・患者立脚型変形性膝関節症患者機能評価尺度（JKOM：Japanese knee osteoarthritis measure），MOS36-item short-form health survey（SF-36），high-activity arthroplasty Score（HAAS），新しい膝関節評価尺度（New Knee Society Score）などが用いられている．本書では，一般的によく用いられる評価尺度をその説明とともに以下に掲載する．

日本整形外科学会股関節機能判定基準（JOA hip score）

　わが国で最も用いられている変形性股関節症の評価尺度である（表1）．1971年に日本整形外科学会によって作成され，1995年に現行版に改訂された．疼痛（40点），可動域（40点），歩行能力（20点），日常生活動作（20点）の4項目に分類されている．

日本整形外科学会変形性膝関節症治療成績判定基準（JOA knee score）

　わが国で最も用いられている変形性膝関節症の評価尺度である（表2）．1988年に日本整形外科学会によって作成された．疼痛・歩行能（30点），疼痛・階段昇降能（25点），可動域（35点），腫脹（10点）の4項目に分類されている．

Western Ontario and McMaster universities osteoarthritis index（WOMAC）

　WOMACは，変形性関節症および人工関節術後において世界的に最もよく用いられている自記式の評価尺度である．痛み（5項目），こわばり（2項目），日常生活動作（17項目）について回答する．有料であり，事前に使用許可を得る必要がある（http://womac.com/；2014

年12月1日閲覧).2003年にHashimotoら[2]によって,こわばりを除いた日本語版「準WOMAC」が報告されている.

日本整形外科学会股関節疾患評価質問表(JHEQ;Japanese orthopaedic association hip-disease evaluation questionnaire)

JHEQ は,股関節の状態および痛み,動作,メンタルの因子から構成される,自記式の評価尺度である(表3).2011年に日本整形外科学会によって作成された.採点の手引きはホームページ(http://hip-society.jp/jheq.html;2014年12月1日閲覧)を参照されたい.

日本語版 forggoten joint scale(JFJS)

JFJSは,日常生活における手術を行った関節への意識の程度について,12項目100点満点(各項目5段階,高得点ほど機能良好)で評価する自記式の尺度である(表4).2012年にBehrendら[3]によって開発された英語版尺度を,2013年にFuruyaら[4]が日本語版に翻訳した.人工股関節・膝関節置換術後の患者において,高い再現性および妥当性が示されている.使用の際は翻訳者の許可を得るとともに下記の論文を引用する.

日本語版 lower extremity functional scale(LEFS)

LEFSは,下肢の問題が日常生活動作に及ぼす影響について,20項目80点満点(各項目5段階,高得点ほど機能良好)で評価する自記式の尺度である(表5).1999年にBinkley JMらによって開発された英語版尺度を,2014年に中丸ら[7]が日本語版に翻訳した.LEFSは,下肢の筋骨格系疾患(変形性関節症,人工関節置換術後,足関節捻挫等)を有する患者において,高い信頼性および妥当性が示されている.

表1 日本整形外科学会股関節機能判定基準（JOA hip score）

(100点満点)

I 疼痛

評価	右	左
股関節に対する愁訴がまったくない	40	40
不安定愁訴（違和感，疲労感）があるが，痛みはない	35	35
歩行時痛みはない（ただし，歩行開始時あるいは長距離歩行後疼痛を伴うことがある）	30	30
自発痛はない．歩行時疼痛はあるが，短時間の休息で消退する	20	20
自発痛はときどきある．歩行時疼痛があるが，休息により軽快する	10	10
持続的に自発痛または夜間痛がある	0	0

II 可動域

評価	右	左
屈曲 ・関節角度を10°刻みとし，10°ごとに1点．ただし120°以上はすべて12点とする 　（屈曲拘縮のある場合にはこれを引き，可動域で評価する）	(　°) (　点)	(　°) (　点)
外転 ・関節角度を10°きざみとし，10°ごとに2点．ただし30°以上はすべて8点とする	(　°) (　点)	(　°) (　点)

III 歩行能力

評価	右	左
長距離歩行，速歩が可能．歩容は正常	20	20
長距離歩行，速歩が可能であるが，破行を伴うことがある	18	18
杖なしで，約30分または2 km歩行可能である．破行がある．日常の屋外活動にはほとんど支障がない	15	15
杖なしで，10～15分程度，あるいは約500m歩行可能であるが，それ以上の場合，1本杖が必要である．践行がある．	10	10
屋内活動はできるが，屋外活動は困難である．屋外では2本杖を必要とする	5	5
ほとんど歩行不能	0	0

IV 日常生活動作

評価	容易	困難	不可
腰かけ	4	2	0
立ち仕事（家事を含む） （持続時間約30分．休憩を要する場合は困難とする．5分くらいしかできない場合は不可とする）	4	2	0
しゃがみこみ，立ち上がり（支持が必要な場合は困難とする）	4	2	0
階段の昇り降り（手すりを要する場合は困難とする）	4	2	0
車，バスなどの乗り降り	4	2	0

※井村慎一，他：日本整形外科学会股関節機能判定基準．日整会誌，69：860-867，1995

表2 日本整形外科学会変形性膝関節症治療成績判定基準 (JOA knee score)

(100点満点)

Ⅰ 疼痛・歩行能力

評価	右	左
1 km 以上歩行可能．通常疼痛ないが動作時たまに疼痛あってもよい	30	30
1 km 以上歩行可能．疼痛あり	25	25
500 m 以上，1 km 未満の歩行可能．疼痛あり	20	20
100 m 以上，500 m 未満の歩行可能．疼痛あり	15	15
室内歩行または 100 m 未満の歩行可能．疼痛あり	10	10
歩行不能	5	5
起立不能	0	0

Ⅱ 疼痛・階段昇降能力

評価	右	左
昇降自由．疼痛なし	25	25
昇降自由．疼痛あり．手すりを使い，疼痛なし	20	20
手すりを使い疼痛あり．一歩一歩の昇降は疼痛なし	15	15
一歩一歩の昇降も疼痛あり．手すりを使えば一歩一歩の昇降は疼痛なし	10	10
手すりを使っての一歩一歩の昇降も疼痛あり	5	5
できない	0	0

Ⅲ 屈曲角度および強直・高度拘縮

評価	右	左
正座可能な可動域	35	35
横座り・あぐら可能な可動域	30	30
110°以上屈曲可能	25	25
75°以上屈曲可能	20	20
35°以上屈曲可能	10	10
35°未満の屈曲，または強直・拘縮高度	0	0

Ⅳ 腫脹

評価	右	左
水腫・腫脹なし	10	10
ときに穿刺必要	5	5
頻回に穿刺必要	0	0

合計　右　　点・左　　点

※腰野富久，他：OA 膝治療成績判定基準．日整会誌　62：901-902，1988

表3　日本整形外科学会股関節疾患評価質問票

　以降のアンケートは皆様ご自身の股関節の様子，日常生活においてどのようなことに困難を感じ，お困りになっているかをおうかがいするものです．
　皆様の率直なご意見が皆様への今後の股関節の治療や支援に役立ちます．
　お手数をおかけしますが，ご回答のほどよろしくお願いします．

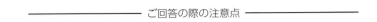
――――――― ご回答の際の注意点 ―――――――

①質問には最近（3カ月以内）の股関節の様子を評価してご回答ください．

②ご回答の際は次のページにある回答方法をよくご覧のうえご回答ください．

③なるべくすべての質問にご回答いただきたく存じます．しかしながら，どうしてもお答えしたくない質問に関しましては，ご回答いただかなくてもかまいません．

④本アンケートでは，次のページに示す2種類の回答タイプがあります．
　　Ⅰ．線上に×をつけるタイプ
　　Ⅱ．当てはまる部分に ☑ をつけるタイプ
　回答のポイントを参考にご回答ください．

Ⅰ．線上に×をつけるタイプの良い例と悪い例
　　＜回答のポイント＞
　　　　下の良い例のように×の中心が線上にくるようにご回答ください．

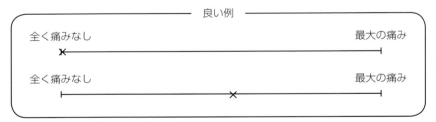

　　　　×の中心が左右上下に線からはみ出ないようにしてください．

Ⅱ．当てはまる部分に ☑ をつけるタイプの記入例
　＜回答のポイント＞
　　質問に対して，「とてもそう思う」から「全くそう思わない」の5つの選択肢から最もあてはまるもの1つだけに ☑ をつけてください．

	とてもそう思う	そう思う	どちらともいえない	そう思わない	全くそう思わない
○ 良い例　1つだけに ☑ がついています					
× 悪い例　2つ ☑ がついています					
○良い例　安静にしていても股関節が痛くて苦痛である	☐	☑	☐	☐	☐
×悪い例　安静にしていても股関節が痛くて苦痛である	☑	☑	☐	☐	☐

これよりアンケートが始まります．

はじめに，股関節の状態について教えてください．

①股関節の状態に不満がありますか？
　全く不満である状態を右端，完全に満足している状態を左端としたとき，どこにあたりますか．下の直線上に×をつけてご回答ください．

　　完全に満足している　　　　　　　　　　　全く不満である
　　├──────────────────────────┤

②股関節の痛みの強さはどの程度ですか？
　想像可能な最大の痛みを右端，痛みなしを左端としたとき，どこにあたりますか．右側の股関節と左側の股関節それぞれについて，下の直線上に×をつけてご回答ください．

　＜右側の股関節について＞

　　全く痛みなし　　　　　　　　　　　　　　最大の痛み
　　├──────────────────────────┤

　＜左側の股関節について＞

　　全く痛みなし　　　　　　　　　　　　　　最大の痛み
　　├──────────────────────────┤

次に，以下のそれぞれの質問について，一番あてはまるものに ☑ を付けてください．

		とてもそう思う	そう思う	どちらともいえない	そう思わない	全くそう思わない
1．安静にしていても股関節が痛くて苦痛である	右側	☐	☐	☐	☐	☐
	左側	☐	☐	☐	☐	☐
2．椅子に座っているときに股関節に痛みがある	右側	☐	☐	☐	☐	☐
	左側	☐	☐	☐	☐	☐
3．動き出すときに股関節に痛みがある	右側	☐	☐	☐	☐	☐
	左側	☐	☐	☐	☐	☐
4．痛みがあるため股関節が動かしづらいことがある	右側	☐	☐	☐	☐	☐
	左側	☐	☐	☐	☐	☐
5．股関節の痛みのため力が入りにくいことがある	右側	☐	☐	☐	☐	☐
	左側	☐	☐	☐	☐	☐
6．股関節の痛みのためよく眠れない日がある	右側	☐	☐	☐	☐	☐
	左側	☐	☐	☐	☐	☐
7．階段を上り下りすることが困難である		☐	☐	☐	☐	☐
8．床や畳から立ち上がることが困難である		☐	☐	☐	☐	☐
9．しゃがみこむことが困難である		☐	☐	☐	☐	☐
10．和式トイレの使用が困難である		☐	☐	☐	☐	☐
11．浴槽の出入りが困難である		☐	☐	☐	☐	☐
12．足の爪きりが困難である	右側	☐	☐	☐	☐	☐
	左側	☐	☐	☐	☐	☐
13．靴下をはくことが困難である	右側	☐	☐	☐	☐	☐
	左側	☐	☐	☐	☐	☐
14．股関節の病気のために，イライラしたり，神経質になることがある		☐	☐	☐	☐	☐
15．股関節の病気のために，気分がふさいで外出を控えるようになった		☐	☐	☐	☐	☐
16．股関節の病気のために，生活に不安を感じることがある		☐	☐	☐	☐	☐
17．股関節の病気のために，健康に不満がある		☐	☐	☐	☐	☐
18．自分の健康状態に股関節は深く関与していると感じる		☐	☐	☐	☐	☐
19．股関節の病気のためにいろいろなことに意欲的に取り組むことが困難である		☐	☐	☐	☐	☐
20．股関節の病気のために地域の行事や近所づきあいがうまくいかないことがある		☐	☐	☐	☐	☐

たくさんの質問へのご回答，お疲れさまでした．

複写は可だが，改変を禁ずる．©2011 社団法人日本整形外科学会

表4 手術した人工関節への意識に対する質問票

日々の生活の中で,手術した人工関節(膝または股関節)を<u>どのくらい気にしていますか?</u>次に述べる12の質問にお答え下さい.それぞれの質問についてあてはまるものに1つ○をおつけください.

		まったく気にしていない	ほとんど気にしてない	まれに気にしている	ときどき気にしている	たいてい気にしている
1	夜寝ているとき	0	1	2	3	4
2	一時間以上イスに座っているとき	0	1	2	3	4
3	15分以上歩いているとき	0	1	2	3	4
4	お風呂に入っているとき(シャワーも含む)	0	1	2	3	4
5	車で移動しているとき(運転時・乗車時も含む)	0	1	2	3	4
6	階段を昇り降りしているとき	0	1	2	3	4
7	荒地(でこぼこ道)を歩いているとき	0	1	2	3	4
8	床(畳)から立ち上がるとき	0	1	2	3	4
9	長時間立っているとき	0	1	2	3	4
10	家事やガーデニングをしているとき	0	1	2	3	4
11	ウォーキングやハイキングをしているとき	0	1	2	3	4
12	お気に入りのスポーツを行っているとき	0	1	2	3	4

［お気に入りのスポーツ:ラジオ体操,社交ダンス,卓球,サイクリング,ゴルフ,水中体操,太極拳,テニス(ダブルス),スキー,エアロビクス,登山など］

＊この評価票を使用する際には訳者の許可が必要です.

表5　日本語版 lower extremity functional scale

このアンケートは，あなたが現在感じている脚の問題によって，以下に示した活動をすることが難しいかどうかを知るためのものです．それぞれの活動についてお答えください．

本日，あなたは以下の活動を行うことが難しいと思いますか

（それぞれの質問について，あてはまる1つの番号に○をつけてください）

活動	非常に難しい，できない	かなり難しい	多少難しい	ほんの少し難しい	難しくない
a．普段の仕事，家事，学校での活動	0	1	2	3	4
b．趣味，レクリエーション，スポーツ	0	1	2	3	4
c．お風呂の浴槽への出入り	0	1	2	3	4
d．各部屋へ歩いて移動する	0	1	2	3	4
e．靴や靴下をはく	0	1	2	3	4
f．しゃがむ	0	1	2	3	4
g．床から買い物袋などを持ち上げる	0	1	2	3	4
h．家の周りでの軽作業	0	1	2	3	4
i．家の周りでの力仕事	0	1	2	3	4
j．車の乗り降り	0	1	2	3	4
k．近所まで歩く	0	1	2	3	4
l．遠くまで歩く（1.5km）	0	1	2	3	4
m．10段の階段の昇り降り（約1階分）	0	1	2	3	4
n．1時間立つ	0	1	2	3	4
o．椅子に1時間座る	0	1	2	3	4
p．平らな場所を走る	0	1	2	3	4
q．でこぼこの地面を走る	0	1	2	3	4
r．速く走っていて急激に方向を変える	0	1	2	3	4
s．跳びはねる	0	1	2	3	4
t．ベッドでの寝返り	0	1	2	3	4
小計					

©1996 Binkley JM（reprinted with permission）

点数：＿＿＿＿＿＿／80

文献

1) Bellamy N, et al：Validation study of WOMAC：a health status instrument for measuring clinically important patient relevant outcomes to antirheumatic drug therapy in patients with osteoarthritis of the hip or knee. J Rheumatol **15**：1833-1840, 1988
2) Hashimoto H, et al：Validation of a Japanese patient-derived outcome scale for assessing total knee arthroplasty：comparison with Western Ontario and McMaster Universities osteoarthritis index (WOMAC). J Orthop Sci **8**：288-293, 2003
3) Behrend H, et al：The "forgotten joint" as the ultimate goal in joint arthroplasty：validation of a new patient. J Arthroplasty **27**：430-436, 2012
4) Furuya H, et al：Criterion-related validity and Test-retest reliability of Japanese edition forgotten joint score to assess the patients' awareness of their knee arthroplasty. 12th International Congress of Asian Confederation for Physical Therapy, 2013
5) 古谷英孝, 他：人工股関節全置換術後患者の股関節への意識の程度を評価するための日本語版 Forgotten joint Score の再現性と妥当性. 第49回日本理学療法学術大会, 2014
6) Binkley JM, et al：The Lower Extremity Functional Scale (LEFS)：Scale Development, Measurement Properties, and Clinical Application. Phys Ther **79**：371-383, 1999
7) 中丸宏二, 他：下肢疾患外来患者における日本語版 Lower Extremity Functional Scale の信頼性・妥当性・反応性の検討. 理学療法学 **41**：414-420, 2014

〈美﨑 定也〉

第4章
患者指導用パンフレット

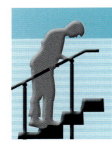

作成のポイント

　人工関節の手術を終えて退院を迎えた患者は，自宅での生活になんらかの不安を抱いているものである．患者が安心して日常生活を過ごすためには，理学療法士，看護師などによる退院時指導が必要である．日常生活の留意点や自宅での運動などについて，あらかじめ作成されたパンフレットを用いると，理学療法士は指導が容易になり，患者は理解がしやすくなる．退院時指導の内容は，主に以下の内容が含まれるべきである．患者指導用パンフレットを作成する際の助けとなるようサンプルを掲載する．

【退院時指導のポイント】
・痛みの経過と対処方法．
・感染，脱臼など，早急に受診が必要な状態．
・静脈血栓塞栓症，人工関節のゆるみ・破損・摩耗などの合併症．
・人工股関節：しゃがみ込み・脚組み・横座りの禁止，転倒による脱臼．
・人工膝関節：正座・しゃがみ込み・脚組み・膝歩きの禁止，転倒による脱転．
・必要最小限のホームエクササイズ．

　　　　　　　　　　　　　　　　　　　　　　　　　　　　　　　（美﨑　定也）

人工股関節手術を受けられた患者へのホームエクササイズ例

【運動療法】

➢ ブリッジング

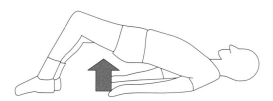

膝を立てた状態から，お尻を持ち上げましょう

➢ スクワット

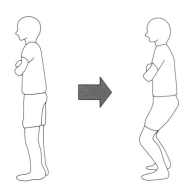

姿勢をまっすぐにしたまま，膝がつま先より前に出ないように腰を落としましょう

➢ 中殿筋トレーニング

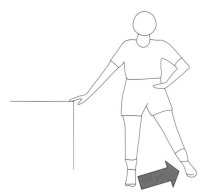

立った姿勢で脚を外側に開きましょう

【日常生活の注意点】

➤ 禁忌動作と環境設定
  ◆ しゃがみ込み，脚組み，横座りは避けてください．
  ◆ 家の中はできる限り洋式の生活様式にしましょう．

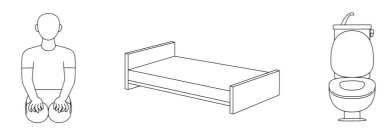

➤ 転倒予防
  ◆ 転倒によって，人工股関節の脱臼や人工股関節周囲の骨折を生じる可能性があります．
  ◆ サンダル，高いヒールの靴は履かないようにしてください．
  ◆ 浴室，階段・段差，電気コードや敷きもの，夜間トイレに起きた時に転倒することが多いので注意が必要です．

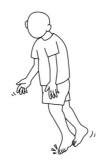

➤ 体重管理
  体重が増えると関節にかかる負担が大きくなります．適切な体重を保つように心がけましょう．

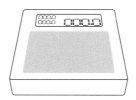

- ➢ 運動の継続
  - ✧ 健康維持と手術した関節周囲の筋肉を良好な状態に保つため，定期的に運動を続けましょう．
  - ✧ 運動は関節に負担の少ないものを選びましょう．例えば，ウォーキング，グラウンドゴルフ，ボーリング，水泳など．
  - ✧ 運動を始める際は，担当医師や理学療法士に相談してください．

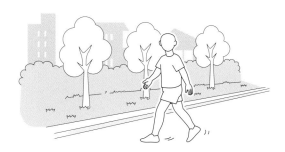

【感染症・合併症】
- ➢ 感染症の兆候

以下の兆候が出た場合，すぐに担当医師に連絡してください．
  - ✧ 股関節（手術創）の腫れ，赤み，熱感が増してきた場合．
  - ✧ 股関節（手術創）の痛みが増してきた場合．
  - ✧ 38℃以上の発熱が続く場合．

- ➢ 人工関節の合併症
  - ✧ 人工関節のゆるみ，破損，すり減りが起こる可能性があります．
  - ✧ これらの問題を早期に発見するためには，定期的な受診が大切です．

人工膝関節手術を受けられた患者へのホームエクササイズ例

【運動療法】

➢ 大腿四頭筋トレーニング

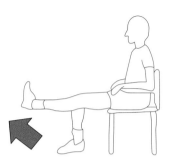

椅子に腰かけたところから，太ももに力が入るように膝を伸ばしましょう

➢ スクワット

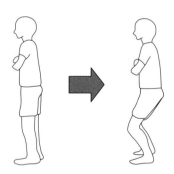

姿勢をまっすぐにしたまま，膝がつま先より前に出ないように腰を落としましょう

➢ 膝関節のストレッチング

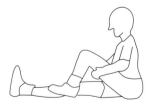

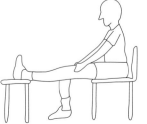

膝の曲げ伸ばしをゆっくり行いましょう
痛みが出ないように注意してください

【日常生活の注意点】
- ➢ 禁忌動作と環境設定
  - ✧ 正座，しゃがみ込み，横座り，膝歩きは避けてください．
  - ✧ 家の中はできる限り洋式の生活様式にしましょう．

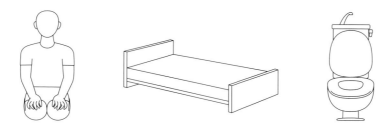

- ➢ 転倒予防
  - ✧ 転倒によって，人工膝関節の脱転（外れること）や人工膝関節周囲の骨折を生じる可能性があります．
  - ✧ サンダル，高いヒールの靴は履かないようにしてください．
  - ✧ 浴室，階段・段差，電気コードや敷きもの，夜間トイレに起きた時に転倒することが多いので注意が必要です．

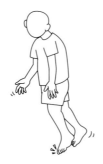

- ➢ 体重管理

  体重が増えると関節にかかる負担が大きくなります．適切な体重を保つように心がけましょう．

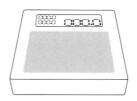

- ➢ 運動の継続
  - ✧ 健康維持と手術した関節周囲の筋肉を良好な状態に保つため，定期的に運動を続けましょう．
  - ✧ 運動は関節に負担の少ないものを選びましょう．例えば，ウォーキング，グラウンドゴルフ，ボーリング，水泳など．
  - ✧ 運動を始める際は，担当医師や理学療法士に相談してください．

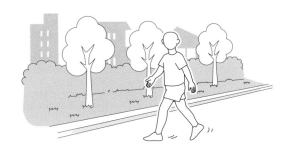

【感染症・合併症】
- ➢ 感染症の兆候

以下の兆候が出た場合，すぐに担当医師に連絡してください．
  - ✧ 膝関節（手術創）の腫れ，赤み，熱感が増してきた場合．
  - ✧ 膝関節（手術創）の痛みが増してきた場合．
  - ✧ 38℃以上の発熱が続く場合．

- ➢ 人工関節の合併症
  - ✧ 人工関節のゆるみ，破損，すり減りが起こる可能性があります．
  - ✧ これらの問題を早期に発見するためには，定期的な受診が大切です．

人工関節のリハビリテーション
──術前・周術期・術後のガイドブック

発　　　行	2015年3月1日　第1版第1刷
	2021年4月5日　第1版第3刷Ⓒ
監 修 者	杉本和隆
編 集 者	美﨑定也・相澤純也
発 行 者	青山　智
発 行 所	株式会社 三輪書店
	〒113-0033 東京都文京区本郷 6-17-9　本郷綱ビル
	☎03-3816-7796　FAX 03-3816-7756
	http://www.miwapubl.com
装　　　丁	柳川貴代
印 刷 所	三報社印刷 株式会社

本書の無断複写・複製・転載は，著作権・出版権の侵害となることがありますのでご注意ください．

ISBN 978-4-89590-507-7　C3047

JCOPY ＜出版者著作権管理機構 委託出版物＞
本書の無断複製は著作権法上での例外を除き禁じられています．複製される場合は，そのつど事前に，出版者著作権管理機構（電話 03-5244-5088, FAX 03-5244-5089, e-mail: info@jcopy.or.jp）の許諾を得てください．

■ 股関節と骨盤にFocusしたスポーツ傷害治療・リハビリテーションの決定版！

股関節と骨盤のスポーツ傷害

プライマリー・ケアとリハビリテーション

著　者　Peter H. Seidenberg・Jimmy D. Bowen
監訳者　相澤 純也・美﨑 定也・新田 收

スポーツ傷害の臨床で遭遇することの多い骨盤と股関節の障害について、解剖、病理、運動学の側面から解説し、スポーツとの関係について述べたうえで最適なアプローチを示したアドバンスドなテキスト。本書では全章にわたり冒頭に代表的な症例を提示し、その症例について評価と分析、アプローチを解説する統一されたフォーマットで執筆されており、読者の理解を助ける作りとなっている。スポーツ傷害の臨床で活躍する医師や理学療法士、スポーツトレーナー必読の1冊。

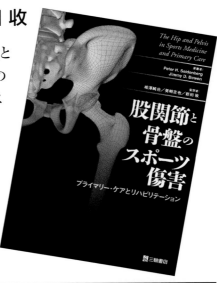

■ 主な内容 ■

1章　股関節・骨盤傷害の疫学
2章　股関節・骨盤の身体的検査
3章　股関節・骨盤の機能的評価と運動連鎖の評価
4章　歩行評価
5章　股関節・骨盤傷害の画像診断
6章　成人の股関節・骨盤傷害
7章　幼児期および青年期における股関節・骨盤の傷害
8章　高齢アスリートに対する特異的な留意点
9章　特別な人々における股関節・骨盤の傷害
10章　機能改善を目的としたコアの筋力強化
11章　股関節・骨盤に対する徒手医学
12章　股関節・骨盤の傷害に対するテーピングとブレース
13章　非手術的介入（保存的治療）
14章　変形性股関節症に対する治療選択
15章　股関節・骨盤傷害に対する手術的治療

● 定価（本体4,200円+税）　A5　頁330　2012年　ISBN 978-4-89590-400-1

お求めの三輪書店の出版物が小売書店にない場合は，その書店にご注文ください．お急ぎの場合は直接小社に．

〒113-0033
東京都文京区本郷6-17-9 本郷綱ビル

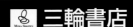

三輪書店

編集 ☎03-3816-7796　FAX 03-3816-7756
販売 ☎03-6801-8357　FAX 03-6801-8352
ホームページ：http://www.miwapubl.com